Basic & trend of the composite resin restoration

コンポジットレジン修復の ベーシック&トレンド

診査・診断からメインテナンスまで

編集委員
宮崎真至（日本大学歯学部　保存学教室修復学講座）

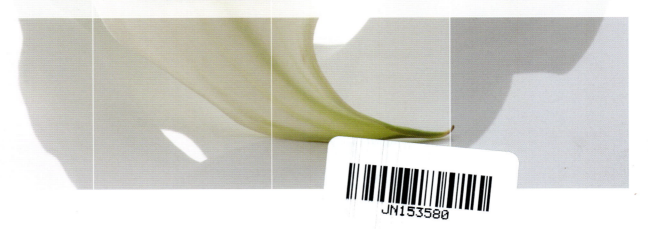

刊行にあたって

　接着技術の進歩とコンポジットレジンの機械的性質の向上は、コンポジットレジン修復における臨床応用の適応範囲に拡大をもたらしました。また、MIの概念の普及と患者の審美的な期待感の高まりから、コンポジットレジン修復はチェアーサイドにおいて頻度の高い治療として日常的に行われています。

　このように、毎日の臨床で欠かすことのできないコンポジットレジンですが、修復操作においては、いくつかのステップに関する基礎的な知識の把握とともに最低限のテクニックの習得が必要です。

　そこで本増刊号では、コンポジットレジン修復を確実に行うための基礎知識、ならびに基本手技について、専門家の先生方にご解説いただいております。一つ一つのステップを確実にこなすことで、長期臨床耐久性が得られるわけですが、そのためのエッセンスが散りばめられた誌面となるよう企画しました。

　本書が一般臨床医にとって、コンポジットレジン修復を実践するうえでスキルアップの一助となれば幸いです。

2015年6月
編集委員　宮崎真至

CONTENTS

刊行にあたって **05**

コンポジットレジン修復——その適応症の拡大
宮崎真至（日本大学歯学部　保存学教室修復学講座） **10**

コンポジットレジン修復における保険診療に限界はあるのか？
診療報酬とコンポジットレジン修復
秋本尚武（神奈川県・秋本歯科診療所） **17**

コンポジットレジン修復を究める臨床ステップアップガイド

① う蝕の病態と処置
向井義晴（神奈川歯科大学大学院　う蝕制御修復学講座） **24**

② シェードテイキングのポイント
泥谷高博（福岡県・ひじや歯科医院） **30**

③ 修復操作の前準備
高見澤俊樹　宮崎真至（日本大学歯学部　保存学教室修復学講座） **38**

④ 接着修復のための窩洞形態
黒川弘康　宮崎真至（日本大学歯学部　保存学教室修復学講座） **44**

⑤ コンポジットレジンに特化した隔壁法（前歯）
天川由美子（東京都・天川デンタルオフィス外苑前） **50**

⑥ コンポジットレジンに特化した隔壁法（臼歯）
確実なステップを心がけることの重要性
秋本尚武（神奈川県・秋本歯科診療所） **56**

⑦ 信頼性に長けた確実な接着操作
奈良陽一郎　柵木寿男（日本歯科大学生命歯学部　接着歯科学講座） **64**

⑧ 前歯部のレイヤリングテクニック
大谷一紀（東京都・大谷歯科クリニック） ……… 72

⑨ 臼歯部のレイヤリングテクニック
田代浩史（静岡県・田代歯科医院） ……… 80

⑩ 前歯部楔状欠損へのフロアブルレジンの応用
辻本暁正　宮崎真至（日本大学歯学部　保存学教室修復学講座） ……… 88

⑪ 臼歯咬合面修復へのフロアブルレジンの応用
冨士谷盛興　千田 彰（愛知学院大学歯学部　保存修復学講座） ……… 92

⑫ おろそかにできない光線照射
山本一世（大阪歯科大学　歯科保存学講座） ……… 98

⑬ 質感を得るための形態修正と研磨
伴 清治（愛知学院大学歯学部　歯科理工学講座） ……… 102

⑭ メインテナンスと修復治療の実際
岸川隆蔵（東京都・MIデンタルクリニック三宿池尻） ……… 110

⑮ コンポジットレジンを用いたリペア
坪田有史（東京都・坪田デンタルクリニック） ……… 116

⑯ コンポジットレジン修復の過去、現在そして未来①
コンポジットレジンの歴史
山田敏元　杉崎順平（虎の門病院　歯科） ……… 122

⑰ コンポジットレジン修復の過去、現在そして未来②
レジンボンディング材開発の歴史
山田敏元　杉崎順平（虎の門病院　歯科） ……… 130

コンポジットレジン修復
私のオススメ「逸品」紹介 ……… 142

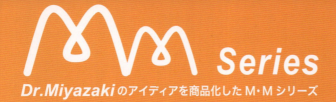

M・M Series
Dr.Miyazaki のアイディアを商品化した M・M シリーズ

 新商品

M・M EXCAVATOR
エキスカベータ　各¥4,300（税別）

エナメル─象牙質境に広がるう蝕病巣の除去を、確実に行える適度なカーブが特長です。
う蝕処置には必須のインスツルメントの登場です。

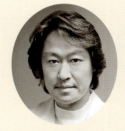

考案者　宮崎真至教授
（日本大学歯学部 保存修復学講座）

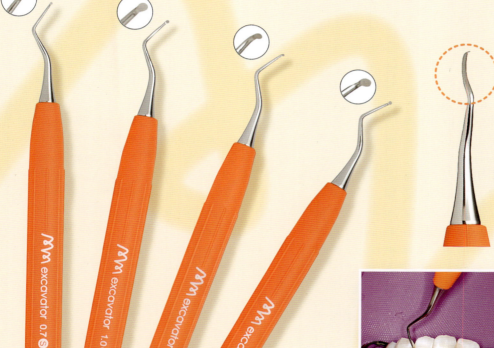

シャンク部に付与された絶妙なカーブがこれまでのインスツルメントでは得られなかった切削感と到達性を可能として診療効率を大幅に向上させます。

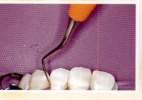 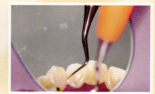
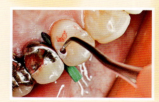

M・M excavator 0.7S（ストレート）
M・M excavator 1.0S（ストレート）
M・M excavator 0.7C（カーブ）
M・M excavator 1.0C（カーブ）

PRO-FIT
安定感のある丸ハンドル PRO-FIT を採用しています。

販売名：M・Mエキスカベータ　一般的名称：歯科用エキスカベータ　医療機器届出番号：08B3X10007000161　医療機器の分類：一般医療機器（クラスⅠ）

サンデンタル株式会社

本社 〒542-0081 大阪市中央区南船場4丁目8番9号　Tel 06-6245-0950 Fax 06-6245-7690
東京 〒110-0005 東京都台東区上野3丁目7番3号　Tel 03-3836-9347 Fax 03-3836-2090
福岡 〒812-0016 福岡市博多区博多駅南3丁目3番9号　Tel 092-482-2318 Fax 092-482-2339

http://www.sundental.jp

すばやくきれいに コンポジット修復

- はやい
- ピカピカ
- 先端・非切削

宮崎 真至 Prof.

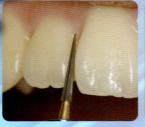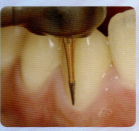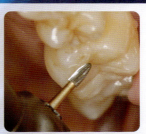

ダイヤモンド：フィラーを残し表面がザラザラ
カーバイド：フィラーをカット！ピカッときれい

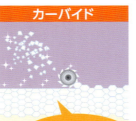

非切削先端

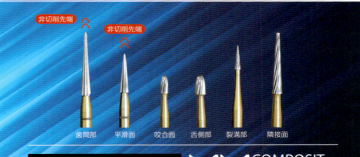

歯間部 / 平滑面 / 咬合面 / 舌側部 / 裂溝部 / 隣接面

宮崎真至 Prof.セレクション
MMコンポジットフィニッシュ
MM COMPOSIT FINISH

サッと ピカピカ仕上げ

西川 義昌 Dr.

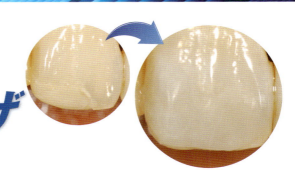

テデコ コンポジットダイヤ コントラ用

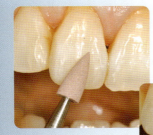

1162 / 1164 / 1163
1172 / 1174 / 1173
1165 / 1175

Dedeco
コンポジットダイヤ For chair side
RA・CA スターターキット
デデコ コンポジットダイヤ スターターキット 1183

FG用もあります

e.max セラミック ジルコニアにはコチラ

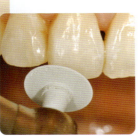

Dedeco
セラダイヤ For chair side
RA・CA スターターキット
デデコ セラダイヤ スターターキット 1182

『売るためでなく、つくりだすため』 茂久田商会
〒650-0047 神戸市中央区港島南町4丁目7番5号
www.mokuda.co.jp TEL (078)303-8241

コンポジットレジン修復
——その適応症の拡大

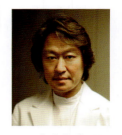

宮崎真至
日本大学歯学部　保存学教室修復学講座

はじめに

　コンポジットレジンは、その優れた審美性あるいは歯質接着性とともに操作が簡便なところから、現在の臨床に欠かせない修復材の一つになっている。その背景には、レジンモノマーの組成変更やフィラーの微細化によって、広範囲な欠損に適応可能な機械的性質を有した製品が市販されるようになったことが挙げられる。

　また、ペーストの稠度を変更し、窩洞で流れることを意図したフロアブルタイプの製品も市販されたことによって、修復操作がこれまで以上に容易となっている。さらに、フィラーや組成の変更によって、歯質強化あるいは石灰化促進などを期待できるバイオアクティブなコンポジットレジンも臨床応用されている。

　修復材のみならず、歯質接着性という観点からは、エナメル質とともに象牙質に対しても高い接着性を示すシステムが市販され、その信頼性は高いものがある。こうして、歯質接着性コンポジットレジン修復は、う蝕治療における Minimal Intervention（MI）という概念を支えるものとして認識されるに至っている。

　ここでは、光重合型コンポジットレジン修復システムの臨床使用が拡大した要因を考察するとともに、今後の方向性を探ってみたい。

歯質接着技術の臨床における恩恵

　エナメル質接着を獲得するための臨床技法として、リン酸エッチングが1950年代に提唱されて以来、被着面処理が歯質接着性を獲得するために重要な臨床ステップであると認識されてきた。有機質と水分に富んだ象牙質においては、コンポジットレジンとの接着がエナメル質に比較して困難とされてきたものの、象牙質処理材としてプライマーが開発されたことによって大きく発展した。

　最近では、安定した歯質接着性を維持しながら、操作ステップ数とともにチェアータイムを短縮させることが、歯質接着システムの開発方向となっている。さらに、歯科用合金あるいはジルコニアと化学的反応性を有する機能性モノマーを応用し、これにシランカップリング材を添加することで、多くの被着体への接着を可能としたユニバーサルアドヒーシブも市販されている。

　これらの接着システムを応用することによって、いくつかの臨床的な利点が得られる（**図1**）。とくに、健康歯質を保存できることはMIに直結するものであり、さらに窩洞形態への自由度が拡大することに繋がっている。

　窩洞形成に関しては、多くのメーカーからMI用のダイヤモンドポイントが市販されている（**図2**）。これらを用いて、必要最小限の歯質削除を行うようにする（**図3**）。とくに下顎大臼歯部の

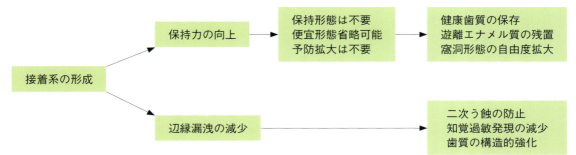

図❶　歯質接着が歯科臨床に及ぼす恩恵

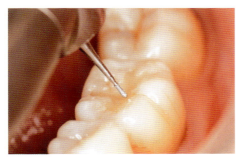

図❷　窩洞形成には、健康歯質の可及的保存を考慮したポイントあるいはバーを用いる

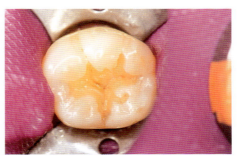

図❸　窩洞の外形は、円滑な曲線にすることを心がける程度で、予防拡大は必要としない

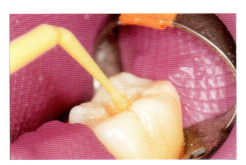

図❹　アドヒーシブの塗布は、十分な量を歯面に塗布することが基本である

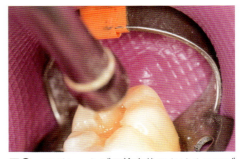

図❺　アドヒーシブの塗布後におけるエアブローは、水分などの揮発成分を飛散させるために重要である

コンポジットレジン修復では、ラバーダム法を行うことが推奨される。

次いで、確実な接着を獲得するために、十分量のセルフエッチアドヒーシブを歯面に塗布する（図4）。アドヒーシブを製造者指示時間塗布した後、水分などの揮発成分を飛散させるためにエアブローを行い（図5）、光線照射することによって接着材層を形成させる（図6）。

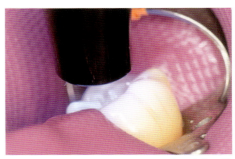

図❻　光線照射は、アドヒーシブの重合硬化には極めて重要なステップである

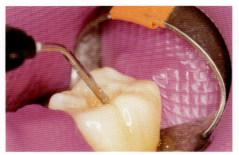

図❼　フロアブルレジンは、その流れるという特性とともにチップを用いるところから、臨床使用が極めて容易である

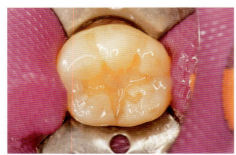

図❽　フロアブルレジンをライニングとして用いることで、気泡の混入を防ぐことができる

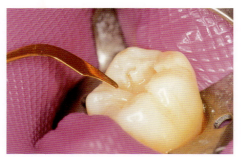

図❾　レジンペーストの塡塞に際しては、適切な充塡器を用いることが重要である

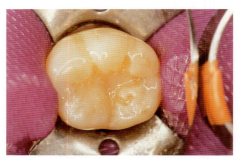

図❿　臼歯部修復においては、まずレジンペーストを非機能咬頭から塡塞することから始める

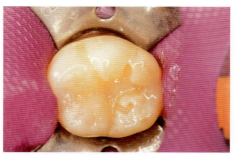

図⓫　次いで、機能咬頭にレジンペーストを置きながら解剖学的形態の回復を図る

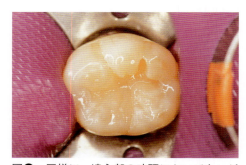

図⓬　同様に、遠心部の咬頭においてもレジンペーストの塡塞を進める

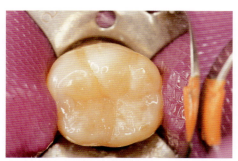

図⓭　各咬頭についてレジンペーストを塡塞することによって、明確な解剖学的形態の付与が可能となる

　そして、窩底部を平坦化するためにフロアブルレジンを用いてライニングし、隅角部などへの気泡混入を防止する（**図7、8**）。レジンペーストの塡塞は、非機能咬頭から開始し、さらに機能咬頭部のレジンペーストを重ねるようにして立体的な裂溝部を作るようにするとよい（**図9〜13**）。
　その後、咬合面の形態修正には適切な形態を有したカーバイドバーで行うとともに（**図14**）、ブ

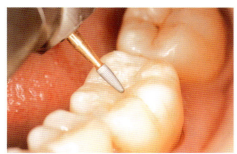

図⓮ 形態修正には、カーバイドバーを用いることでスムーズな面を得ることができる

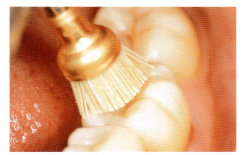

図⓯ 咬合面の研磨には、ブラシ状の研磨器具を用いるとよい

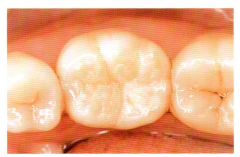

図⓰ 機能とともに審美性を兼ね備えた修復が可能となる

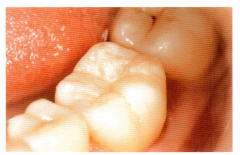

図⓱ 咬頭の内斜面に沿って修復操作をすることで、比較的短時間のうちに操作を終了できる

ラシ状の研磨器具（オクルーブラシ：Kerr）を用いて研磨を行う（図15）。コンポジットレジン修復の術式をシステマチックにすることによって、短時間でありながら審美性の高い修復操作を行うことができる（図16、17）。

コンポジットレジンの機械的性質の向上

コンポジットレジンの機械的性質や物性は、モノマー組成、重合開始剤系あるいはフィラー粒径、形状および含有率に影響を受ける。たとえば、粒径が1〜5μmと比較的大きな不定形フィラーを含有するコンポジットレジンでは、その機械的強度は高いものの、研磨後の光沢感が得られにくい。

逆に、フィラー粒径を小さくすると、その含有率が低下する傾向を示すため、機械的な強度が低下するという問題を抱えていた。

近年では、フィラー技術の向上によって、優れた研磨性とともに機械的性質を向上させた製品が市販されている。このように、審美性とともに機械的性質が向上したことによって、コンポジットレジンは臼歯部複雑窩洞へも応用可能となった。

しかし、その機械的性質は向上しているものの、コンポジットレジン修復の欠点として、wear（損耗）および重合収縮が挙げられる。コンポジットレジンでwearを生じる機序は、摩耗（abrasive）、疲労（fatigue）、凝着（adhesive）あるいは腐食（corrosive）などがあり、これらが複雑に関連している。

とくに、レジンの重合性と含有されているフィラーの種類は、wear特性に影響を及ぼす重要な因子である。微細なフィラーを高密度に充填されたコンポジットレジンは、wear量が少なく良好な予後が望めることから、ペーストの開発方向としてフィラーの表面処理に努力が傾注されている。

コンポジットレジンの重合硬化時に生じる収縮は、窩壁におけるギャップを生じる原因となる。

コンポジットレジンの重合収縮は、窩壁と接着していない状態ではペーストの中心に向かうが、窩壁との完全な接着が形成されていれば、接着が強い方向に向かう。

確実な接着操作によってギャップ形成を防ぐことができるが、接着界面付近のエナメル小柱に劈開が生じることでホワイトマージンが発生することもある。重合収縮率は、フィラー含有率が高くなれば相対的にマトリックスレジン量が減少し、その数値は小さくなる。

一方、フィラー含有率が高くなるのに伴って硬化物の弾性率も高くなり、硬化時の重合収縮応力もまた上昇する。そこで、フィラー含有率を高くしながらも、応力を分散させるためにレジンモノマー組成を変更するなどの工夫がされている。

フロー性状の異なるペーストの応用

フロアブルレジンは、ペーストが流れることを重要視した製品である。市販された当初では、ライニングをその主な用途としていたが、最近ではレジンモノマーの組成とともにフィラーへの改良によって、機械的強度の向上が図られている。したがって、歯頸部欠損や小窩洞の修復に留まらず、臼歯部の大型窩洞への応用が可能となっている。

フロアブルレジンの臨床応用にあたっては、症例に適したフローの度合いを選択することが肝要である。もちろん、これを充填するテクニックを習得することが大切であるが、専用の充填器の選択がその一助となる。

ペーストの流動性に関しては、ライニングとして用いる場合、窩壁の凹凸を整理することを目的として気泡を巻き込むことなく、窩洞内面に均質に広がるというフロー性が要求される。

一方、くさび状欠損などの充填を行う修復では、窩壁になじみながらも流れにくいフロー性を示し、自然なカントゥアーが形成されることが、効率的な修復処置を行ううえで重要となる。臼歯部修復にフロアブルレジンを応用する際には、機械的性質とともに、裂溝部を再現できる流れにくさが望まれる。フロアブルレジンの臨床応用は、機械的性質の向上によって、今後さらにその使用頻度が高まるものと考えられる。

まとめ

歯質接着性が飛躍的に向上したコンポジットレジン修復システムは、コンポジットレジンペーストの機械的性質の向上と操作性の改善によって、多くの症例に適用可能となってきている。患者サイドからの審美的な要求の高まりと、これを叶えることができる最小限の切削による処置は、コンポジットレジン修復への信頼性をさらに高めるものとなってきている（図18～31）。

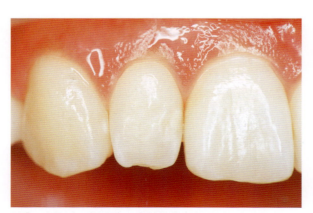

図⓲　側切歯の矮小歯の審美修復を行う

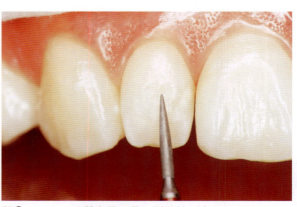

図⓳　エナメル質表層は最も耐酸性が高いところから一層の削除を行う

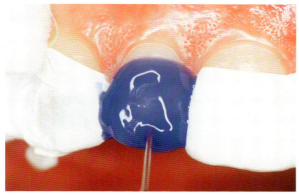

図⓴ 隣在歯を保護した後にリン酸を用いてエッチングを行う

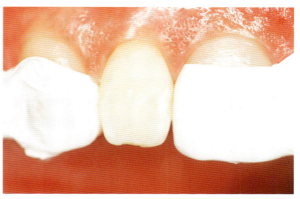

図㉑ リン酸を用いたエッチング後には、特徴的な擦りガラス状の様相を呈する

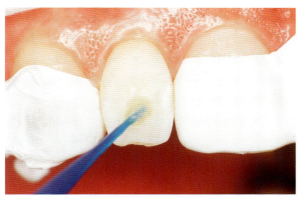

図㉒ エナメルエッチングパターンを壊さないように留意して、アドヒーシブを塗布する

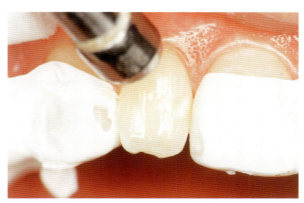

図㉓ エアブローすることで、アドヒーシブの厚さを適切なものとするとともに揮発成分を飛散させる

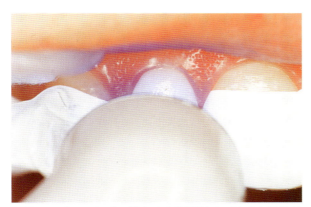

図㉔ アドヒーシブに対する光線照射は、確実な接着性を得るためには重要である

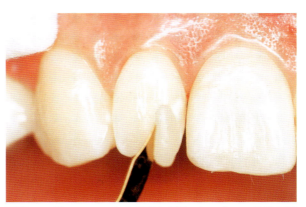

図㉕ レジンペーストの塡塞に際して、ブレード状の薄い充塡器の使用が欠かせない

コンポジットレジン修復——その適応症の拡大

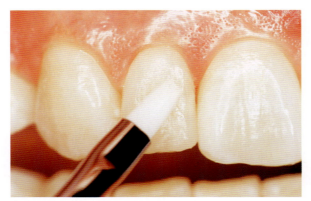

図❷⑥　形態付与の最終段階には、平筆を用いるとよい

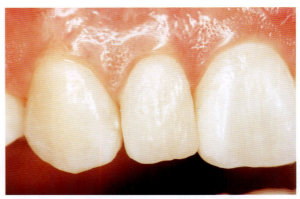

図❷⑦　隣在歯とともに反対側の同名歯を参考に形態を整える

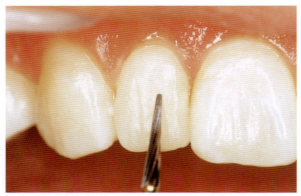

図❷⑧　形態修正はカーバイドバーを用いて行う

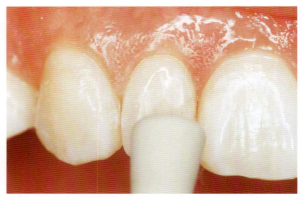

図❷⑨　コンポジットレジン専用のシリコーンポイントを用いて研磨操作を行う

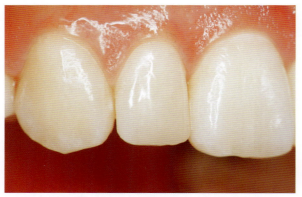

図❸⓪　比較的短時間で目的の審美修復操作を終了する

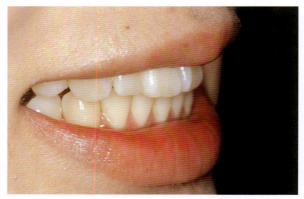

図❸①　来院の当日に患者の要求する審美歯科治療を完了することができることも、コンポジットレジン修復の魅力の一つである

　本書においては、日常の臨床におけるコンポジットレジン修復における基本事項を網羅することによって、幅広い臨床例に対応できる知識がビジュアル的に体得できるように工夫されている。

今後も、その広がりを見せているコンポジットレジン修復の臨床を、ぜひとも体感していただきたいと考えている。

コンポジットレジン修復における保険診療に限界はあるのか？
診療報酬とコンポジットレジン修復

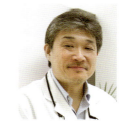

秋本尚武
神奈川県・秋本歯科診療所

「コンポジットレジン修復における治療に限界はあるのか？」と問われれば、答えは「NO」である。

技術的には、いかなるう蝕に対しても現在ある材料を駆使すればコンポジットレジンによる修復は可能である。そこまで治療技術も材料も進歩している。一方で、今回依頼されたテーマである「コンポジットレジン修復における保険診療に限界はあるのか？」と聞かれれば、これは意味合いがまったく異なる。このような疑問が出てくるのは、コンポジットレジン修復が技術的、そして材料的に進歩し、これまで困難とされてきた症例にも対応できるようになったのに対し、複合レジン（コンポジットレジン）充塡導入当初から新技術に対する項目の追加がほとんどなく、そして診療報酬がほとんど変わっていないことによるからではないだろうか？

本稿では、コンポジットレジン（複合レジン）充塡と社会保険歯科診療報酬点数との変遷をみながら、保険診療におけるコンポジットレジン修復について考える。なお、いわゆる保険用語ではコンポジットレジンは複合レジンと表現されており、また修復ではなく充塡となっていることから、本文中にもこれらが混在することがある。

1974年（昭和49年）複合レジン（コンポジットレジン）充塡の保険導入

複合レジン充塡は、1974年（昭和49年）に保険導入された。当時はアマルガムやセメントと同じ充塡材料の1つとしての扱いであり、現在ある歯質接着性修復材料ではなかった。当時の複合レジン材料は化学重合型のペースト－ペーストタイプ、あるいは粉液タイプであった。現在の材料と比較すると審美性、物性ともに格段に劣り、もちろん歯質との接着は考えられていない。『歯科点数表の解釈』（社会保険研究所発行、通称青本）の昭和50年度版[1]によると、複合レジンの材料料はペースト 17点、粉液 10点となっている。複合レジンで前歯5級窩洞を修復した場合の診療報酬は、175点であった（表1）。

ここで興味深いのは、当時の青本に複合レジンの適応が示されており、複合レジンの適応症として「その特性より審美的要素を考慮すべき窩洞に使用すべきであり、又咬合面を含む窩洞に使用して差し支えないが、摩耗度等を考慮すれば咬合面を含む全ての窩洞が適応となるものではないので、歯科医学的判断のもとに使用されたい」とある。歯冠色充塡材料であることから、審美材料としての期待が高いことと、当時すでに複合レジンの臼歯咬合面への適用も考えられていたことがわかる。

1978年（昭和53年）接着性コンポジットレジンの登場と新しいう蝕治療

エナメル質と象牙質に接着処理を行いコンポジットレジンを充塡するという、現在の歯質接着

表❶ 複合レジン充填の診療報酬（前歯5級修復と3級修復）

5級充填	診療報酬	歯冠形成	歯面処理	充填	材料料	形態修正・研磨
1975年（昭和50年）	175点	即処 100	—	1窩洞1面 46	材料（複合レジン）17	歯冠修復の調整 12
1978年（昭和53年）	206点	即処 110	エナメルエッチング 20	1窩洞1面 46	材料（複合レジン）18	歯冠修復の調整 12
1985年（昭和60年）	234点	即処 120	EE・EB 40	1面 46	材料（複合レジン）14	充填物の研磨 14
1986年（昭和61年）	240点	即処 120	EE・EB 40	1面 46	歯科充填用材料Ⅰ（光重合）20	充填物の研磨 14

3級充填	診療報酬	歯冠形成	歯面処理	充填	隣接面	材料料	形態修正・研磨
1985年（昭和60年）	294点	即処 120	EE・EB 40	2面 52	隣接面 40	材料（複合レジン）14×2	充填物の研磨 14
1986年（昭和61年）	306点	即処 120	EE・EB 40	2面 52	隣接面 40	歯科充填用材料Ⅰ（光重合）20×2	充填物の研磨 14

性コンポジットレジンが開発・市販されたのは、1978年（昭和53年）である。

　クラレ（現クラレノリタケデンタル）により、世界初のエナメル質と象牙質に接着する充填材料が開発された。そして接着システムとしては、エナメル質と象牙質をリン酸で一括処理するトータルエッチング法が採用された。このトータルエッチング法を開発した東京医科歯科大学の総山孝雄教授は、同時にこれまでのう蝕治療とはまったく異なる概念と治療法を提唱し、う蝕に対する歯質接着性治療の幕開けとなった。

　それまでは、窩洞に保持形態を設け、嵌合効力により修復物を保持することに重点がおかれ、う蝕罹患歯質自体への対応は明確ではなかった。しかし総山教授は、う蝕検知液によるう蝕の臨床的分類に基づいた治療法を開発し、これによりう蝕罹患歯質の削除を必要最小限にとどめることが可能になった。さらに修復材料に接着を応用することで、健康な歯質を保存したうえで修復物を保持することが可能になった。いわゆる接着性修復治療がこのときに始まった。

　まったく新しい概念によるう蝕治療が始まったが、その後も新技術として新たな項目が保険に収載されることはなく、これまでの複合レジン充填関連の項目に歯面処理としてのエナメルエッチング 20点が新たな項目として追加されるだけであった[2]（表1）。う蝕検知液は、使用すれば加算（軟化象牙質検査 10点）という取り扱いであった（その後廃止）。

　なお、1980年（昭和55年）には保険用語としてエナメルボンディングが登場し、「歯科点数表の解釈」にはエナメルエッチングの点数を準用する旨が示されている。「エナメルエッチング」「エナメルボンディング」という用語から、対象がエナメル質のみであるが、保険診療に接着の概念が導入されたことがわかる。

　一方で、象牙質への接着をも対象としたトータルエッチング法による接着性コンポジットレジン修復が始まりすでに2年が経過していたが、トータルエッチングという言葉はどこにもみられない。ちなみにその後も接着処理に関する用語は、このエナメルエッチング・エナメルボンディング（EE・EB）のみである。エナメルボンディングという概念がなくなり、エナメル質のみならず象牙質への接着も重要であり、トータルエッチングが一般的に行われるようになった後の2007年（平成19年）

まで、この用語は使用された。

1985年（昭和60年）隣接面加算の導入

1985年（昭和60年）からは、「隣接面を含む窩洞の場合には1窩洞につき40点加算」という、いわゆる隣接面加算の項目が追加され[3]、隣接面充填に対する臨床操作の困難さが考慮された。当時の材料を考えると、この隣接面を含む窩洞とは主に前歯部修復を対象としていたと考えられる。

臼歯部に関しては、当時臼歯用コンポジットレジン（化学重合型）がすでに市販され、アマルガムあるいはインレーに代わり咬合面窩洞に使用されるようになった。しかし、物性と操作性から臼歯隣接面を含む窩洞にまでコンポジットレジンが一般的に使用されたとは考えにくい。

なお、昭和59年度版の青本から「複合レジンの適応症」が削除されており、複合レジン修復が一般的になりつつあるのがわかる。

1986年（昭和61年）光重合型コンポジットレジンの登場

1985年、松風から国産初となる光重合型コンポジットレジンが発売され、そして国内各社からも光重合型コンポジットレジンが開発・市販された。光重合型コンポジットレジンは、化学重合型コンポジットレジンとはあきらかに異なり、物性の向上、色調の豊富さと滑沢な表面性状、さらには操作時間の制限がなくなったことなどから治療法としても適応症の拡大に繋がる新技術であった（光重合型のレジン接着材はこのときまだ市販されていない）。

しかし、1986年の診療報酬改定では、これまでの複合レジン充填の材料料として新たに光重合の項目が設けられたのみであった[4]。

1988年（昭和63年）充填技術料の見直し？

これまでコンポジットレジン充填の技術料（費用）は、「1窩洞 40点、1面につき6点」（～1980年）、「1面 46点、2面 52点、3面 58点」（～1986年）という修復面数による算定であった（1985年から隣接面加算あり）。1988年の改定では修復面数による算定から、1985年よりインレーで用いられていた「単純なもの 52点」「複雑なもの 93点」（昭63.5.30. 保険発53）に変更された[5]。

ちなみに、当時の「単純なもの」とは隣接面を含まない窩洞、「複雑なもの」とは隣接面を含む窩洞と説明されている。なお、「前歯部切端又は切端隅角のみのものは単純なものとする、また前歯部5級窩洞又は臼歯部楔状欠損に対する充填は、いずれも単純窩洞であるから区分「310の1」52点により算定することとなる」との記載もある。ここで具体例として示されているのは、「単純なもの」の前歯部切端、切端隅角のみ、前歯部5級窩洞、そして臼歯部楔状欠損だけであり、「複雑なもの」には具体的症例は示されていない。さらに、いままでの隣接面加算は削除され、充填の技術料として「複雑なもの」に組み込まれた。

前歯部修復における「複雑なもの」はいわゆる3級、4級窩洞を示す。しかし、光重合型レジン接着材が開発・市販され歯質への接着がさらに確実になってきたものの、この時期に大きな4級修復までが保険診療として一般的に考えられていたかは疑問である。

臼歯部では、光重合型臼歯部用コンポジットレジンが市販され、耐摩耗性等の物性が向上したことで咬合面修復（「単純なもの」）への適用が広がったが、隣接面修復（「複雑なもの」）では、依然としてメタルインレー修復が一般的であった。隣接面における接触点の回復、そして隣接面の解剖学的形態の再現が困難だったからである。当時は、コンポジットレジンによる臼歯隣接面修復（2級修復）も保険診療として考えられてはいなかったのではないだろうか。

コンポジットレジン材料はその後も進歩し、よ

り確実な修復が行えるようになったが、複合レジン充填の診療報酬は、この1988年（昭和63年）をピークに減少していく。

2014年（平成26年）複合レジン充填の診療報酬削減とコンポジットレジン修復の進歩

1988年（昭和63年）、「単純なもの」248点、「複雑なもの」317点だった複合レジン充填の診療報酬は年々減少し（一時微増）、26年後となる2014年（平成26年）の診療報酬は、「単純なもの」239点、「複雑なもの」309点と、1988年よりも低い[6]。

何か新たな修復方法が考案され、コンポジットレジン修復が過去の修復方法になってしまったのであれば診療報酬の削減も仕方がないと思うが、衰退どころか年々治療学的にも材料学的にもコンポジットレジン修復は向上し、う蝕治療の第一選択にまでなっている。窩洞形成法においてはミニマルインターベンションの概念の浸透により、感染歯質だけを削除する接着性修復のための窩洞形成が行われるようになり、健康歯質を保存したう蝕治療が普及してきた。

材料学的にはレジン接着システムが、リン酸処理材によるトータルエッチングから歯質の脱灰量を押さえたセルフエッチングシステムへと進歩し、高い接着強さ、そして接着耐久性も格段に向上した。さらにコンポジットレジン自体もフィラー、重合触媒、ベースレジン等の改良により物性と審美性が向上している。また、数多くの臨床成績も報告され、臨床的にもコンポジットレジン修復の長期耐久性が示されるようになっている。適切なコンポジットレジン修復治療により、患者の受ける恩恵も大きい。

臼歯部コンポジットレジン修復

歯冠形成における窩洞形成には前歯、臼歯の区別がない。あるのは、「単純なもの」（隣接歯との接触面を含まない窩洞）と「複雑なもの」（隣接歯との接触面を含む窩洞）だけである。一般的に行われるメタルインレー修復では、窩洞形成に前臼歯の区別はないものの歯冠修復の点数に前歯、小臼歯および大臼歯の区別がある。一方で、コンポジットレジン充填あるいはCRインレーにおいては、小臼歯と大臼歯の区別はない。

臼歯部コンポジットレジン修復において、咬合面修復（「単純なもの」）は、ここ数年の患者の審美性の要求から、金属色修復に比べ高頻度に行われるようになってきた。一方、臼歯隣接面修復（「複雑なもの」）における直接修復はどうであろうか。アマルガム充填の時代、歯科医師はリテーナーとウェッジを用い、臼歯隣接面の充填を行っていたであろう。しかし、これが間接修復のインレーに置き換わったのは、接触点と隣接面形態の回復に歯科医師の治療技術が大きく影響したからではないだろうか。

臼歯隣接面のコンポジットレジン修復も同様である。この約30年間、コンポジットレジン修復についてさまざまな基礎的・臨床的検討が加えられ、その結果、コンポジットレジン修復の可能性は大きく広がっていった。とくに臼歯部修復では、小臼歯、大臼歯とも隣接面を含む修復が可能になり、その有効性が示されるようになってきた。

一方で臼歯部隣接面修復は、咬合面および隣接面解剖学的形態と接触点の回復を口腔内で行う必要があり、インレー修復のように簡単ではない。隣接面に対して確実な充填ができなければ、食片圧入から歯周病へと進行する可能性がある。隔壁、くさび、セクショナルリングなど、さまざまな器具を駆使しながら充填することではじめて修復として成り立つ。それだけ歯科医師の治療技術に左右される修復方法であることは確かである。

前歯3級修復が簡単だとはいわないが、臼歯部隣接面修復（2級）の診療報酬が3級と同じ「複雑なもの」として考えてよいのかは疑問である。もしかしたら、臼歯部隣接面修復は歯科医師の裁

表❷ 臼歯隣接面歯冠修復の診療報酬［2014年（平成26年）］

		診療報酬	歯冠形成	印象・咬合採得	充填・修復	材料料	装着
複雑なもの（臼歯2級）	複合レジン充填	309点	充形 126	—	光CR充填 154	歯科充填用材料Ⅰ（光重合）29	—
	CRインレー	454点	修形 120	連imp、BT 78	CRインレー 154	歯科充填用材料Ⅰ（光重合）40	装着料とセメント 62
	メタルインレー（小臼歯）	719点	修形 120	連imp、BT 78	金属歯冠修復 284	金銀パラジウム合金 175	装着料とセメント 62
	メタルインレー（大臼歯）	784点	修形 120	連imp、BT 78	金属歯冠修復 284	金銀パラジウム合金 240	装着料とセメント 62

表❸ コンポジットレジン修復の所要時間（分）[8]

		歯科診療所	大学病院	平均
単純なもの（隣接面を含まない）	再診	4.1	5.7	4.9
	窩洞形成（単純）	4.0	4.6	4.3
	接着処理	1.9	2.4	2.2
	CR充填（単純）	5.0	6.0	5.7
	仕上げ研磨	3.3	5.8	4.9
	診療録記載	3.3	3.9	3.6
	合計	21.6	28.4	25.6
	（CRのみ）	14.2	18.8	17.1
複雑なもの（隣接面を含む）	再診	4.1	5.7	4.9
	窩洞形成（複雑）	6.9	6.2	6.6
	隔壁処置	2.0	2.6	2.5
	接着処理	1.9	2.4	2.2
	CR充填（複雑）	6.9	7.6	7.3
	仕上げ研磨	3.3	5.8	4.9
	診療録記載	3.3	3.9	3.6
	合計	28.4	34.2	32
	（CRのみ）	21.0	24.6	23.5

量に任されている、あるいは最初から保険診療として考えられていなかったのではないか、とも思えてしまう。参考までに、コンポジットレジンとメタルインレーの臼歯歯冠修復の診療報酬を**表2**に示す。

コンポジットレジン充填のタイムスタディーから

診療行為についてのタイムスタディーのなかで、コンポジットレジン充填に関する報告がいくつかある[7,8]。平成23年3月に発表された「歯科診療行為（外来）のタイムスタディー2010年度版（日本歯科医学会）」[8]によれば、臨床経験5年以上の歯科医師が6歳以上の患者に対しコンポジットレジン充填（単純）を行った場合の所要時間は、歯科診療所で21.6分、大学病院で28.4分、平均は25.6分となっている（**表3**）。これは患者誘導から診療録記載までの時間である。

ちなみにコンポジットレジン充填のみの時間となると、14.2分、18.8分、そして平均が17.1分となる。「単純」なものが、前歯のくさび状欠損修復なのか大臼歯の大きな咬合面修復なのかはわからない

が、窩洞形成にかかった時間は平均して4.3分となっている。くさび状欠損や切端の咬耗であれば窩洞形成にここまでかからないが、大臼歯咬合面の深在性う蝕に対しう蝕検知液を指標に丁寧に感染象牙質の除去を行うとなると、窩洞形成にはもう少し時間がかかる。いずれにしても症例により窩洞形成の時間も大きく変わるであろうが、平均すると診療開始から終了までトータルで約26分かかるということである。

また、隣接コンポジットレジン充塡（いわゆる「複雑なもの」）では、これも前歯3級か臼歯2級かは不明であるが、診療開始から終了まで平均32分となっている。う蝕の大きさ、充塡の難易度は症例によってさまざまだが、いずれにしてもコンポジットレジン修復には平均で25.6分（単純）から最大で32分（隣接面修復）の診療時間がかかるということである。そして、それぞれの処置に対する診療報酬は、再診料を含め「単純なもの」284点、「複雑なもの」354点（隣接）である。

†

コンポジットレジン修復は、物性、接着性、審美性の向上によりその適応は拡大し、前歯から臼歯に至るまでなくてはならない修復方法である。そして適応症が拡大したことで、症例によっては治療に長時間を要し、さらには歯科医師の技量が問われるようになった。

一方で、ちょうど40年前に複合レジンが保険導入されてから、複合レジンの診療報酬形態はほとんど変わらず、そして診療報酬自体は25年前よりも低くなっている。患者にとって非常に有効な治療方法であるが、時間と手間がかかる症例があり、これではなかなか保険診療としては普及しないであろう。

すなわち、患者にとっては症例により治療方法が限定され、最新治療技術の恩恵が保険診療では今後も受けられないことになってしまう可能性が高い。もう少し、保険でも気持ちよくレジン充塡ができるようにならないものだろうか。

【参考文献】
1) 厚生省保険局医療課, 編：社会保険診療報酬「歯科点数表の解釈」昭和50年1月版. 社会保険研究所, 1975.
2) 厚生省保険局医療課, 編：社会保険診療報酬「歯科点数表の解釈」昭和53年2月版. 社会保険研究所, 1978.
3) 厚生省保険局医療課, 厚生省保健医療局老人保健課, 編：社会保険・老人保険診療報酬「歯科点数表の解釈」昭和60年3月版. 社会保険研究所, 1985.
4) 厚生省保険局医療課, 厚生省保健医療局老人保健課, 編：社会保険・老人保険診療報酬「歯科点数表の解釈」昭和61年4月版. 社会保険研究所, 1986.
5) 厚生省保険局医療課, 厚生省保健医療局老人保健課, 編：社会保険・老人保険診療報酬「歯科点数表の解釈」昭和63年6月版. 社会保険研究所, 1988.
6) 「歯科点数表の解釈」平成26年4月版. 社会保険研究所, 2014.
7) 日本接着歯学会医療・教育検討委員会：接着の診療行為に関するタイムスタディ結果報告. 接着歯学, 23：224-230, 2005.
8) 日本歯科医学会：歯科診療行為（外来）のタイムスタディー2010年度版. 日本歯科医学会, 2011.

※本稿は、月刊デンタルダイヤモンド2014年10月号「実践歯学ライブラリー　コンポジットレジン修復――保険の限界と自費の可能性　②コンポジットレジン修復における保険診療に限界はあるのか？――診療報酬とコンポジットレジン修復」を再掲載した。

コンポジットレジン修復を究める
臨床ステップアップガイド

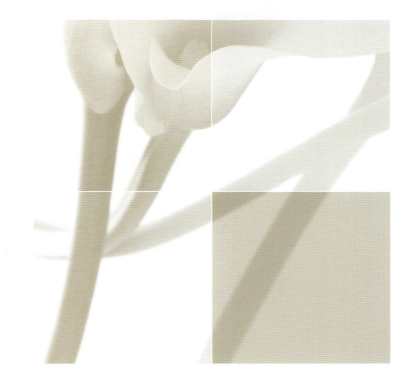

1 う蝕の病態と処置

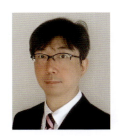

向井義晴
神奈川歯科大学大学院　う蝕制御修復学講座

● う蝕の診断

図1は、3̲の歯頸部コンポジットレジン修復の二次う蝕に対し、感染象牙質の除去を行っている写真である。この先、さらにどこを削っていくか。保存修復学の多くの教科書には、う蝕は細菌侵入→着色→脱灰の順で進むと記載されている。したがって、比較的硬い着色部位をよく"視"、細心の注意を払って"触"することが大切である。

従来、う蝕の診査はミラーによる視診と探針による触診が行われてきた。古くから言われているが、う蝕と思われる平滑面や咬合面裂溝に探針を強圧で突き立てることは禁忌とされている。すなわち、鋭い探針がエナメル質表層あるいは象牙質う蝕病巣を破壊してしまい、さらなるう蝕病巣の進行に繋がるからである。一方で、軽圧で使用することは推奨されている。筆者の経験からも軽圧で探針を滑らせるように触れることで、スティッキー感の有無を区別できると考えている。

視診においては、明るい照明のもとで行うことが重要であると、多くの論文やreviewに記載されている。隣接面う蝕の検出には咬翼法X線写真が有効であるが、後述するような機材のほかに、LEDライト付の拡大鏡を使用することによって、隣接面う蝕がもたらすわずかな陰影を捉えることも可能であると考えている（図2）。

1. 咬合面う蝕の診断

肉眼的に明瞭なう窩が認められる場合には診断は比較的容易であり、う蝕の除去を行うという決断はつきやすい。また、う蝕の範囲を探るうえで探針による触診も有用である。しかし、強圧での使用は、切削介入すべきでないエナメル質表層下病巣に限局しているような極めて初期の病巣を破壊してしまう危険性がある。一方、う蝕の拡がりが明瞭でないものの、咬合面からみると裂溝周囲のエナメル質が黒ずんでいる様相を呈している

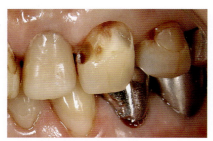

図❶　感染象牙質の除去

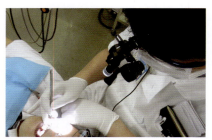

図❷　LEDライト付の拡大鏡を使用した診療風景

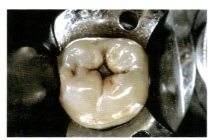

図❸　Hidden caries（かくれ虫歯）

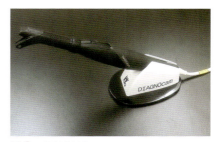

図❹　DIAGNOcam

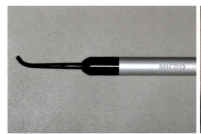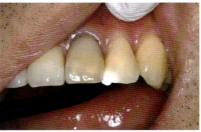

図❺　左：マイクロラックストランスイルミネーター、右：使用中の写真

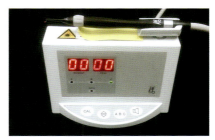

図❻　DIAGNOdent

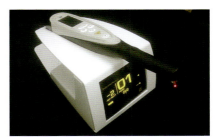

図❼　DIAGNOdent Pen

状態を目にすることがある。図3は、いわゆるhidden caries（かくれ虫歯）であるが、このような状態のときには咬翼法X線写真を用いることが有効である。

2．隣接面う蝕の診断

保存修復学の多くの教科書には、X線診断が有効であると記されている。その他、フロスやイルミネーターの使用（透照診）も有効である。透照診とは、舌側あるいは唇側から強い光を患歯に照射してう蝕を診断するものである。う蝕に罹患していると結晶構造の配列が不規則になって光が乱反射するため、唇側（舌側）からみると黒い影として認識できる。無影灯をデンタルミラーで反射させて用いる場合、前歯部では可能であるが、臼歯部では困難であると報告されている[1]。臼歯部にはDIFOTI（Digital Imaging Fiberoptic Transillumination）技術を応用して開発されたDIAGNOcam（KaVo／図4）が使用できる他、前歯部にはマイクロラックストランスイルミネーター（アドデント）が利用できる（図5）。

3．DIAGNOdent & DIAGNOdent Pen

DIAGNOdentはKaVoによって開発されたう蝕検出装置である（図6）。655nmの波長を有する赤色レーザー光を歯面に照射し、う蝕が存在すれば700〜800nmの励起蛍光が、健全部位よりもより強く検出されるという原理に基づくものである。

この蛍光の検出は、病巣中に存在するポルフィリン等の細菌由来物質に起因すると考えられているが、脱灰液で作製された病巣でも値が上がるとの報告があり、さらなる検証が求められている。また、象牙質う蝕では偽陽性（う蝕でないものをう蝕として認識）が出やすいと言われている。

DIAGNOdent PenもまたKaVoによって開発され、2010年に発売されたう蝕検出装置である（図7）。本装置の咬合面う蝕検出機能はDIAGNOdentと同等であるとされ、隣接面測定用のプローブが使用できることが特徴である。

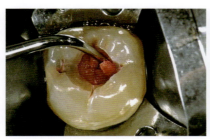
図❽ スプーンエキスカベータによる感染象牙質の除去

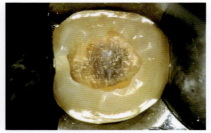
図❾ 感染象牙質の除去が終了したところ

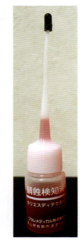
図❿ カリエスディテクター

う蝕の除去の指標とその方法

『う蝕治療のガイドライン』[2] では、切削の対象となるう蝕の基準として、以下の5項目を挙げている。
①歯面を清掃乾燥した状態で肉眼あるいは拡大鏡でう窩を認める
②食片圧入や冷水痛などの自覚症状がある
③審美障害の訴えがある
④X線写真で象牙質層の1/3を超える病変を認める
⑤う蝕リスクが高い

このような指標でう蝕の除去を開始するわけであるが、う蝕除去の指標についても記されているので解説する。

1．着色と硬さ

『う蝕治療のガイドライン』には、"鋭利なスプーンエキスカベータまたは低回転のラウンドバーを用い、歯質の硬さや色を基準にしてう蝕象牙質を除去することが推奨される"とある。また、"濃く着色したう蝕象牙質を除去すると細菌感染のない「飴色」ないし「亜麻色」の透明層となる"と記載され、その部分は残存させてよいとしている。この指標によれば、黒褐色の着色部は完全に除去すべきということであるが、濃く着色していても硬ければ細菌が少ないことも報告されており、「硬いが濃く着色したう蝕象牙質」を除去すべきか否かについては、いまだ結論が得られていない。後述するう蝕検知液の併用も完全なものではなく、それらを併用したとしても100％ではない。逆にわずかな取り残しがあることを想定した場合、二次う蝕（再発う蝕）が生じるのかという疑問も生じてくる。

吉山らは、Mertz-Fairhurst らの報告[3]、すなわち1級中等度う蝕であればう蝕病巣を除去することなくレジン充填を行い、咬合面にシーラントを施すことにより、う蝕進行をほぼ抑制することが可能という報告を引用しながら、先駆細菌の取り残しはシールド・レストレーションによって無害化できる可能性を示唆している[4]。すなわち、接着力および浸透性の高い、あるいは抗菌性もしくはフッ化物徐放性のあるバイオアクティブな接着システムを用いることにより、「硬いが濃く着色したう蝕象牙質」を残すことも可能になるものと考えられる（図8、9）。

2．う蝕検知液

う蝕検知液は『う蝕治療ガイドライン』では推奨レベルB（科学的根拠があり、行うように勧められる）としている。う蝕検知液は赤色色素であるアシッドレッドを1％の濃度で溶媒に溶かした液体である（図10）。う蝕検知液は、細菌が侵入して再石灰化が不可能なう蝕象牙質第1層を赤く染色し、細菌感染がなくても脱灰が生じている第2層は染色しないため、両者を区別して除去と保存の判断に用いる。溶媒として分子量76のプロピレングリコール溶液が用いられており、淡いピン

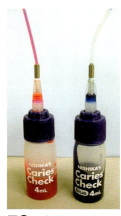

図⓫ カリエスチェック

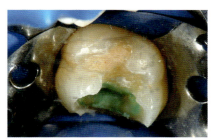

図⓬ カリエスチェックで染色された感染象牙質

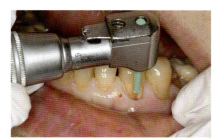

図⓭ ポリマーバーの使用

ク色に染まる層が残るため、その部位の除去について議論されたこともあったが、福島らは淡いピンク色に染まる部分には細菌が存在しないことを報告[5]し、『う蝕治療ガイドライン』でもその部位は保存してよいとしている。

一方、淡いピンク色という表現が曖昧であるという臨床家の指摘もあり、溶媒に分子量の大きい（300）ポリプロピレングリコール溶液を使用したう蝕検知液が開発された（**図11、12**）。このう蝕検知液を用いて不染になるまでう蝕除去を行うことにより、前述のプロピレングリコールを溶媒としたう蝕検知液で淡いピンク色の部分を残した状態と同様に、象牙質う蝕の透明層を残すことができるとされている。他方、猪越は窩底部に関してはカリエスチェックでわずかにピンク色になっていても、側壁の健全象牙質と同程度の硬さであれば残すべきと報告している[1]。また、エナメル—象牙境にはコラーゲンを主体とした有機成分が多く、細菌感染が進行しているため、線状に染色されることを見逃さないことが重要である。

治療術式の選択とエビデンス

う窩の拡大はダイヤモンドポイントやカーバイドバーを用いた高速切削でよいが、感染象牙質の切削には種々の方法があるので、以下にいくつかを紹介する。

1. スプーンエキスカベータ、ラウンドバー

この2種類のう蝕除去器具は、『う蝕治療ガイドライン』においても推奨されている。スプーンエキスカベータは、刃先が鋭利なものを使用する必要がある。また、ラウンドバーの使用についても以下のような3つの記載がある。

①回転している様子が目でわかる程度の回転数で削除する
②う蝕の大きさに合わせたラウンドバーを選択し、健全象牙質にバーが触れないよう注意する
③古いバーは切れ味が悪く、切削面に圧力が加わる原因となるので使用しない

MIの概念を周到すべく開発されたポリマーバー（スマートバーⅡ：スマートプラクティスジャパン／**図13**）は、ヌープ硬度50であることから、う蝕象牙質（ヌープ硬度0〜30）のみを削除し、健全象牙質（ヌープ硬度70〜90）は削除せず、MIに対応したバーであると報告されている。一方、ポリマーバーでう蝕象牙質を切削した場合、厚いスミアー層が形成されてしまい、セルフエッチング材が浸透しにくくなり、接着能力が低下するという報告[6]もあることから、さらなる検証が必要であると考えられる。

2. レーザー

厚生労働省から硬組織切削器具として認可を受け保険適用できるのは、Er:YAGレーザー（**図14**、アーウィンアドベール：モリタ）である。Er:YAGレーザーによるう蝕象牙質の除去は歯髄への影響が少なく、患者に対する治療時の不快感が少ないという特徴を有している。接着システム

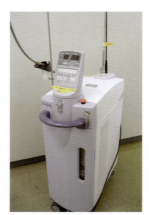

図⓮　Er:YAG レーザー

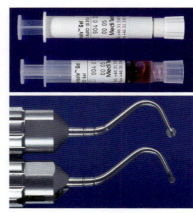

図⓯　上：Carisolv、下：専用インスツルメント

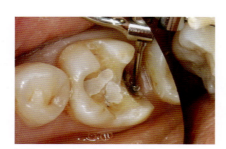

図⓰　Varios 970にて研削

を用いるコンポジットレジン修復窩洞のように、明瞭な隅角による保持形態を必要としない窩洞には適した切削システムであるが、ラウンドバーによる切削面に比較して接着力が低下する可能性も指摘されている。レーザーを照射した象牙質表層には変性層と呼ばれる層が形成され、その層の存在によって接着力の低下が生じるが、この層を除去することによって接着強さが回復することも報告されている[7]。臨床応用にあたっては、あらゆる接着システムにおいて回転切削器具に比べて接着力が低下しないような照射条件、あるいは後処理の方法などを検討する必要があると考えられる。

3．化学的溶解法

う蝕歯質、とくにう蝕象牙質を薬液によって化学的に溶解させて除去する方法である。1970年代にGoldmanらによって紹介された。その後、1987年にEricsonらによってカリソルブ（Carisolv：DENTSPLY）というう蝕歯質溶解・除去システムが紹介された（現在は販売中止：図⓯）。このシステムは、次亜塩素酸ナトリウムと3種類のアミノ酸（グルタミン酸、ロイシン、リジン）を使用直前に混合し、う蝕象牙質を軟化させてから専用の手用器具で取り除くものである。コンポジットレジンの接着システムに影響があるとの議論もなされているが、最近の研究では回転切削器具と比べてセルフエッチング接着システムの接着強さに差はないとしている[8]。

4．ダイヤモンドチップ

ダイヤモンドの粒子をコーティングした超音波チップを振動させることによって、歯質を研削する方法である（Varios 970：ナカニシ／図⓰）。超音波チップ先端は小さいため、十分な視野の確保が可能となり、臼歯部遠心面や頰側部へのアクセスも容易なことから、感染歯質のみを選択的に研削し、健全歯質を最大限に残すことが可能である。また、歯肉縁に近い歯頸部う蝕の処置に対しても、軟組織に損傷を与えず出血や歯肉溝滲出液を最低限に抑えることができることから、その後の充填処置を容易に行えることが利点である。しかし、感染象牙質のみを除去し、健全象牙質を保存するパワーや時間あるいは圧力の条件設定がまだ研究途中であり、今後の報告を待ちたい。

裏層、間接覆髄、直接覆髄

かつて、コンポジットレジンには歯髄刺激性があり、充填する際には深い窩洞のみならず、比較的浅い窩洞に対しても裏層を行うことがよいとさ

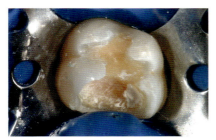

図⓱　深在性う蝕の裏層

れてきた（図17）。一方、近年における接着システムの目覚ましい開発努力によって、優れた接着能力を有する接着システムが生まれ、その概念は大きく変わった。すなわち、比較的深い窩洞でも接着システムを正確に使用してコンポジットレジンの充填を行うことにより、歯髄刺激による痛みの誘発や歯髄死といった不幸な結果を回避できることがわかってきた。

さらに、細菌侵入を伴わない環境におけるレジンモノマー成分の歯髄に対する影響を検討した実験では、歯髄刺激は軽微であることが判明し、また直接覆髄材として接着システムを用いた場合にも歯髄には重篤な炎症反応を惹起することなく、被蓋が形成されることが確認された。このような研究結果は、重合硬化したコンポジットレジンのみならず、接着システム中の未重合モノマーであっても歯髄に対する影響が軽微であり、歯髄炎を誘発するような主たる原因は、接着不良がもたらす辺縁漏洩と細菌侵入であることを確認するものである。

以上のような見解から、『う蝕治療ガイドライン』では、深在性う蝕に対するコンポジットレジン修復には裏層が必要ないとされている。

非侵襲的間接覆髄

『う蝕治療ガイドライン』では、歯髄に達するような深在性う蝕であっても歯髄症状がない、またはあっても可逆性と思われる場合には非侵襲的間接覆髄を行うことを推奨しており、本法を用いた場合の歯髄は、露髄させずに行われたう蝕完全除去と同様の性状・状態を保っていると記載されている。

若年者に見られる急性う蝕では、比較的多量の軟化した感染象牙質が短期間に形成されることから第三象牙質の形成が追いつかず、感染象牙質を除去してしまうと容易に露髄を来すことが多い。非侵襲的間接覆髄法は、側壁の感染象牙質を除去したうえで、窩底部には意図的に感染象牙質を残存させ、殺菌および第三象牙質誘導能のある水酸化カルシウム製剤等を貼付し、その上からタンニン・フッ化物合材配合カルボキシレートセメントで被覆する方法である。

本法は適用3ヵ月後にリエントリーし、残置した感染象牙質を除去しながら1年ほどで硬化したう蝕象牙質を確認するというステップワイズエキスカベーション手法を用いた治療法である。また、本法を行うにあたっては患者の治療法に対する理解も必要であり、治療が終了するまでに期間を要すること、そのためには複数回の来院が必要であることを十分に説明し、納得のうえで開始することが不可欠であると思われる。

【参考文献】
1) 猪越重久：象牙質う蝕の診断とコンポジットレジン修復. 日歯保存誌，55：353-358．2012.
2) 日本歯科保存学会（編）：う蝕治療ガイドライン．永末書店，京都，2009：12-69.
3) Mertz-Fairhurst EJ, Richards EE, Williams JE, Smith CD, Mackert JR Jr, Schuster GS, Sherrer JD, O'Dell NL, Pierce KL, Wenner KK, Ergle JW: Sealed restorations: 5-year results. Am J Dent, 5 : 5-10, 1992.
4) 吉山昌宏，松尾敏志，尾崎和美：齲蝕象牙質へのシールド・レストレーションの可能性　細菌を封じ込める治療とその現在．クインテッセンス，18：77-89，1999.
5) 福島正義：接着性レジンのウ蝕象牙質内浸入に関する研究. 口腔病会誌，49：362-385，1981.
6) Toledano M, Cabello I, Yamauti M, Osorio R: Different resin-dentin bonds created after caries removal with polymer burs. Microsc. Microanal, 18: 497-508, 2012.
7) De Munck J, Van Meerbeek B, Yudhira R, Lambrechts P, Vanherle G: Micro-tensile bond strength of two adhesives to Erbium:YAG-lased vs. bur-cut enamel and dentin. Eur J Oral Sci, 110: 322-329. 2002.
8) Hamama HH, Yiu CK, Burrow MF: Effect of chemomechanical caries removal on bonding of self-etching adhesives to caries-affected dentin. J Adhes Dent, 16: 507-516, 2014.

2 シェードテイキングのポイント

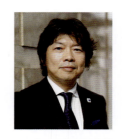

泥谷高博
福岡県・ひじや歯科医院

● はじめに

現在市販されているコンポジットレジン（以下、CR）システムは、シェードのバリエーションも豊富になり、それらを駆使することで非常に大きな欠損部でも、天然歯に近似した審美性の高い修復を再現できるようになった。

それゆえに、シェードテイキングにおいても、1～2色の充填でそれなりの結果を出すことで満足していた時代と違い、より精緻な歯の観察や天然歯の色調についての知識が要求されるようになってきている。

● CR修復のためのシェードテイキングとは？

本来シェードテイキングとは、歯冠修復の際に歯科医師が患者の歯とシェードタブの色を比べることである。そのシェードタブ（VITAのクラシカルシェードガイドが一般的である）の番号を技工指示書に記載するか、写真データを送付するかたちで行われる。そして、それをもとに歯科技工士が歯冠修復物を製作する。

ところがCR修復の場合は、修復するのは歯科医師自らであり、仮にシェードタブの番号のみの情報で審美的な修復ができるかといえば、それは不可能である。実際にはシェードタブの番号決定とともに、さらなる情報を自ら確認する必要がある。

シェードテイキングの最終目的は、その歯の細部にわたる観察によって、審美的な自然観のあるCR修復を再現（具現化）することである。言い換えれば、CR修復のためのシェードテイキングとは、歯科医師が色合わせに必要なすべての情報を得ることを意味している。

● シェードテイキングに必要な情報

シェードテイキングによって、歯の色調を観察・把握し、それを具体的にCR修復によって審美的に再現するためには、色の3属性による表色と透明性が重要となり、その知識と理解が必要である。

1．色の3属性

色には色相、彩度、明度という3つ属性がある。歴史的にはアメリカの画家マンセルが、1905年に色を系統的に整理・分類して表すために色相・彩度・明度の3つの属性をもとに数値化した表色系を提唱したものが始まりである（図1）。

1）色相

赤み、黄み、青みなどの色み、もしくは赤、黄、青、緑、紫のように色の種類を表す属性である。

2）彩度

色の濃さ、薄さの度合を示す属性である。表現を変えると鮮やかさ、淡さともいえる。

3）明度

色の明るさの度合を示す属性である。白さ―黒さの尺度ともいえる（図2）。

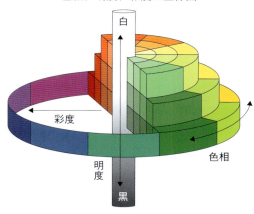

図❶　左がマンセルの色立体である。右の図のように、円周が色相、垂直軸が明度、中央から同心円状が彩度となる。色相ごとに最高彩度やその明度の位置が異なるために、色立体はいびつな形を呈している

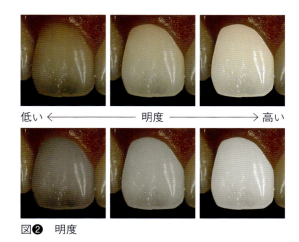

図❷　明度

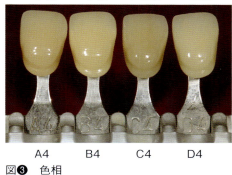

図❸　色相

図❹　彩度

2．VITAのクラシカルシェードガイドと色の3属性

シェードテイキングの際、VITAのクラシカルシェードガイドを使用することが一般的である。各種CRのシェード表示もほとんどのシステムにおいてVITAのクラシカルシェードを基本にしたネーミングとなっているので、その理解は必須である。

1）色相

VITAのクラシカルシェードでは、色相の違いでA系統・B系統・C系統・D系統と4系統に分けられている（図3）。

それぞれの色合いは
A系統：赤みがかった茶色（Reddish Brown）
B系統：赤みがかった黄色（Reddish Yellow）
C系統：赤みがかった灰色（Reddish Gray）
D系統：灰色（Gray）
となる。

2）彩度

VITAのクラシカルシェードでは、A1、A2、A3と数字が併記されるが、これらの数字が大きいほど、彩度が高く（色が濃く）なる（図4）。

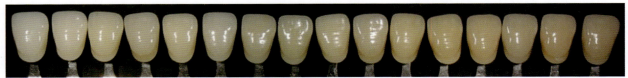
図❺　VITAのクラシカルシェードガイドを明度の高い順番に並べ直す

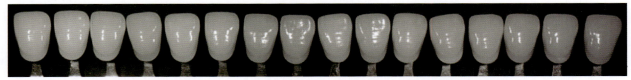
図❻　モノクロにすると明度の差がよく観察できる

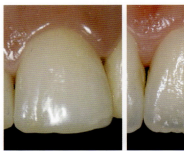
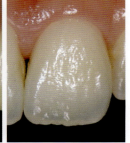
図❼　透明度の低い歯（左）と高い歯（右）

3）明度

VITAのクラシカルシェードガイドを明度の高い順に並べかえると、**図5、6**のように「B1、A1、B2、D2、A2、C1、C2、D4、A3、D3、B3、B4、A3.5、C3、A4、C4」となる。VITAのクラシカルシェードは、明度を基本とした分類になっていないため、このような順序となる。

3．透明性

光が物体に当たったときに、物体の表面で反射するか、吸収されるか、あるいは透過するか、の3つのうちいずれかのかたちをとる。

光が物体を全面的に透過してしまう場合を透明と呼び、透過・反射・拡散が起こる場合を半透明、すべて反射する場合を不透明と呼ぶ。エナメル質は透明度が高いが、象牙質は光の反射が高く透明性が低い。また、表面性状や加齢によって、透明度は変化していく。

図7左の歯のように透明度が低い歯の場合は、色合いも均一で複雑な内部構造もほとんど見えないため、CR修復の色合わせは比較的簡単である。ところが、**図7右**の歯のように透明度が高い歯の場合は、複雑な内部構造が透けて見えるので、やや難しい症例といえよう。このような場合は、次で解説する前歯部の内部構造と色学的特徴を理解しておかなければならない。

4．前歯部の内部構造と色学的特徴

一つの歯の歯冠を注意深く観察すると、単色ではなく複数の色から構成されていることがわかる。よく見ると、色合いの濃く見えるところや明るくて色合いが白っぽいところなど、案外複雑である。また、透明度もエリアによって差がある。しかし、それらにはあるいくつかの共通した特徴があり、それを理解しておくことが重要である。

・前歯部の内部構造の観察と理解

歯冠を切縁部・歯冠中央部・歯頸部と3つのエリアに分けたとき、明度に差が出る。歯冠中央部が最も明度が高く、切縁部が最も明度が低い。歯頸部はその中間で、象牙質によって影響・表現される色み（色相）がよく観察できるエリアである（**図8**）。また、切縁部には特徴的な内部構造が観察される（**図9**）。

シェードテイキングの実際

ひとくちにシェードテイキングといってもCR

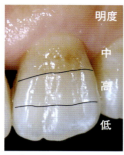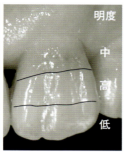

図❽　歯の明度分布

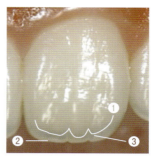

図❾　切縁部の特徴的な内部構造
①象牙質のマメロン構造
②透明性の高いエリア（エナメル質特有のオパール効果が確認できる）
③インサイザルハロー（切端部に認められる帯状のやや不透明なライン）

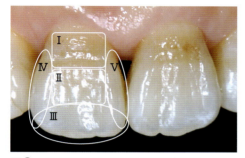

図❿　5つのエリアに分けて観察する

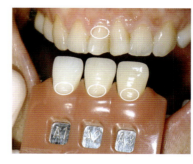

図⓫　シェードタブと対象歯、ともに歯頸部1/3のエリアを比べて、ベースのシェードを決定する

修復の場合、シェードタブの番号だけでなく、そのほかにもいくつかの情報を確認しなければならないのは理解できたと思う。それでは、どの順番でどのように観察していくかを解説する。

図10のように歯冠を5つのエリアに区切って、考えていくことが重要である。
①エリアⅠでシェードガイドと対比し、ベースとなるCRのシェードを1つ選択する（図11）。このエリアは明度がやや低く、象牙質による色の濃い（彩度の高い）部分となるので、色の種類（色相）が最もわかりやすい。
②透明性はⅢ・Ⅳ・Ⅴをよく観察し、同時にⅢでは切縁部の内部構造を確認する。
③白斑、白帯、褐線などのキャラクタライズが必要かどうかを確認する。

カスタムシェードガイドの必要性

筆者が臨床において、メインで使用している3M社のフィルテックシュープリームのCRシステムは、VITAのクラシカルシェードの色調に

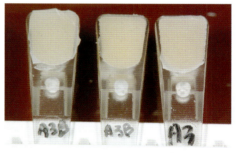

|3M　　トクヤマ　　ジーシー
　　　　デンタル

図⓬　同じA3ボディー色でも製品ごとに異なる

マッチングさせているのが特徴である。

本システムのような場合はそれほど問題にならないが、シェードのネーミングがVITAシェードに準拠していても、色調が異なる場合が意外と多い。図12のようにメーカーごとに色調が微妙に異なっており、同じメーカーでもCRシステムが複数あると統一されてない場合があるので注意しなければならない。

しかしその問題点は、各医院が実際に使用しているCRシステムのカスタムシェードガイドを製作することで解決する（図13）。

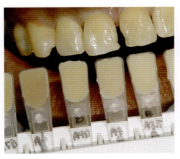
図⓭ カスタムシェードガイドによるシェードテイキング

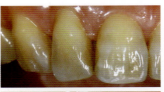
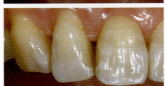
図⓮ 上：歯面清掃前、下：歯面清掃・研磨後

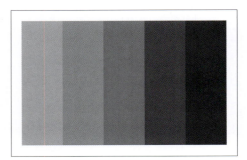
図⓯ 縁辺対比

シェードテイキングに影響するさまざまな要素

シェードテイキングに影響を与える知っておかなければならない要素をいくつか解説する。

1．照明等の院内環境

色調を観察するのに最適な光は、冬の晴曇天時の正午に北側の窓から入ってくる光といわれている。もちろん、その光を一日の診療を通して実現させることは不可能であるが、色が正しく補正された照明とグレーのパステル色の壁によって再現することができる。そのためには、照度：1,000～1,200ルクス、色温度：5,000～6,000K（ケルビン）、演色性：90以上の照明がよいといわれている。

可能であれば照明や壁色を整備したほうが、より正確なシェードテイキングが行える。

2．背景の色にも注意する

背景の色が見え方に影響するので、強い色調の服や口紅などに注意し、視界に入れないようにする。

3．歯面の着色

歯の表面についている汚れにより、本来の歯の色ではない場合があるので、あらかじめ歯面清掃をすませておかなければならない。歯肉からの出血等のコントロールも考えて、CR修復は基本的に歯周基本治療後に行うようにする（図⓮）。

4．修復歯の強い変色部位

強い変色を呈した旧修復物やう蝕があると、その周囲の歯質の色調が変わってしまうし、色の見え方にも影響するので、そのような部位を除去した状態か、その部位から少し離れたエリアで色を観察することが望ましい。

また、白斑などの強い色調があると、その隣接した歯質が縁辺対比（図⓯）により暗く見えがちなので、そのような現象も知っておく必要がある。

5．歯の表面性状

高齢者のように経年的に摩耗して平滑な表面をもつ歯は内部の状態もよく観察できる。一方、若年者の歯のように細かい凸凹があると、光が乱反射してよく観察できなかったり、明度が高く見えたりする。

肉眼で見るぶんには照明の角度を変えたりして、その場で簡単に調整・確認できるが、あらかじめデジタルカメラで撮ってシェードテイキングする場合は、乱反射が大きいとよくわからず参考にならないことがある。その対策として、歯面を乾燥させた状態と水で濡らした状態の2種類の写真を撮影しておくとよい（図⓰）。

6．歯の乾燥

診療開始後、開口した状態が続くと、歯の表面が乾燥して明度が高くなってくる。ラバーダムを装着した状態では、さらに短時間でその変化が顕著になる（図⓱）。そのため、患者が診療台につき、最初に開口したタイミングで素早く（1分以内で）

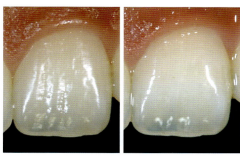

図⓰ 右の濡らした状態のほうが色調や内部構造がよく観察できる

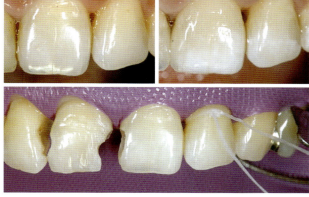

図⓱ 上左：術前、上右：術後、下：ラバーダム装着後の窩洞形成終了時

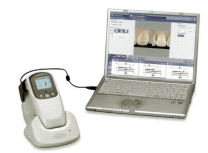

図⓲ クリスタルアイ

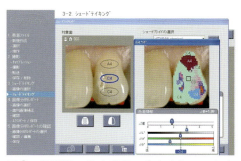

図⓳ 照明等の院内環境に左右されることなく、歯牙の色調が正確に分析・表示される

シェードテイキングを行わなければならない。

 シェードテイキングの方法

①シェードガイドを用い、術前に視診で確認する。最も一般的な方法であり、安価である。
②術前にデジタルカメラでシェードガイドと一緒に口腔内写真を撮影し、パソコンのモニター上で確認する方法。
③専用のデジタル測色器で撮影して確認する方法（図18、19）。環境光等に左右されない絶対的なシェードが測定できるが、器機がやや高価なので、まだまだ一般的とはいえない。

 症例

31歳、女性（図20a）である。|2近心にCR充填の二次う蝕が認められる。

前述したように、診療台に患者が座ったタイミングでただちにシェードテイキングを行う。もちろん、麻酔やラバーダムを装着する前である。開口した瞬間から歯は乾燥しはじめるので、すみやかに短時間で行わなければならない。

近心隣接面の旧CRは劣化し、変色している。また、その内部ではう蝕が進行し、う蝕象牙質が黒色に変色しているため、隣接したエナメル質の色合いにもその影響が出て、明度が低くなっている。隣接部の透過性はVのエリアを参考にしなければならない。色相と彩度を決定するためのベースとなるシェードを、Ⅰのエリアで決定する。A3.5と判断した（図20b）。

切縁部は咬耗が進み、マメロン構造等の内部構造はほとんど認められない。ⅠとⅡのエリアに白帯が認められるが、あまりはっきりしたものではないので、隣接部での白帯のキャラクタライズは必要ないと判断した。ラバーダム装着後、う蝕除

症例：31歳、女性、Ⅲ級窩洞（図20）

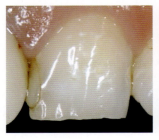 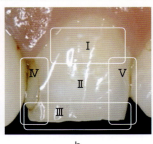 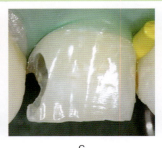 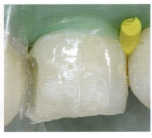

a　　　　　　　　　　b　　　　　　　　　　c　　　　　　　　　　d

a：|2近心にCR充填の二次う蝕が認められる
b：シェードテイキング。歯頸部1/3のエリアで基本シェードを決定する。この歯牙ではA3.5とした。切縁部1/3エリア、隣接部エリアを観察、透明性はやや高いと診断。咬耗により切縁部の複雑な内部構造が消失している。全体的に明度は低い
c：ラバーダムを装着して、窩洞形成（終了時）
d：フロアブルレジンでバックウォールを築盛後、レイヤリングで充填していく

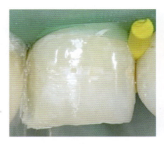 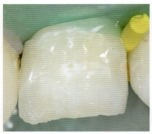 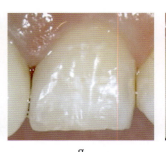 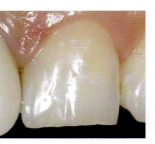

e　　　　　　　　　　f　　　　　　　　　　g　　　　　　　　　　h

e：A4のボディーペーストを充填。ボディーペーストはこの程度で留めておく。これ以上近心側や全体的な厚みを増すと、透明性が低くなりすぎる
f：エナメルペーストを充填
g：形態修整・研磨して、ラバーダムを除去した直後
h：術後約2週間。色合わせは問題ないと思われる

去と窩洞形成を行った（図20 c）。

A3のフロアブルレジンで薄くバックウォールを築盛し、A4ボディーペーストを充填窩洞内側に充填していった。なぜA4なのかというと、ベースのシェードよりワンランク彩度の高いボディーペーストを充填しないと、その上に積層していくエナメルペーストで色合いがぼかされて、ワンランク彩度が低くなってしまうからである（図20 d）。

Ⅴのエリアの観察から透明性がやや高い歯なので、A4ボディーペーストはこのくらいの厚みが適正である。これ以上厚くして表層近くまでもってきたり、近心側に延ばしたりすると、透明性が低くなってしまう（図20 e）。A3Eのエナメルペーストを積層して仕上げとする（図20 f）。

術直後、ラバーダムを外した状態である（図20 g）。歯の表面の乾燥が進んだため、Ⅱのエリ

アの白帯が顕著に表れている。術後2週間の状態である（図20 h）。術後乾燥していた歯も元に戻り、色調的にも問題ないと思われる。

 最後に

シェードテイキングの方法について述べてきたが、最終的な修復結果にそれが反映されなければ意味がない。たとえ高価なデジタル機器を導入したとしても宝の持ち腐れになってしまう。

もちろん経験も必要であるが、自院で使用しているCRシステムのシェードの特徴をよく把握することがシェードテイキング成功の鍵となる。他のメーカー、システムのCRを使用する場合も、そういうメインのシステムを知り尽くしたうえで、それと比較してどのような色合いや効果があるのか考えていくと失敗しない。

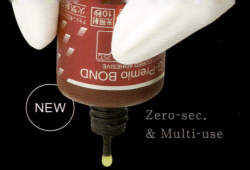

③ 修復操作の前準備

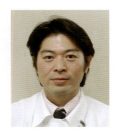

高見澤俊樹　宮崎真至
日本大学歯学部　保存学教室修復学講座

　光重合型コンポジットレジン（光重合型レジン）修復を効率的かつ確実に行うためには、修復操作の前準備が大切である。修復操作の前準備は、処置の簡略化とともに、確実な接着をもたらすところから、修復後の予知性も高まる。本項では、修復操作の各ステップにおける前準備処置について解説する。

う蝕除去、窩洞形成への前準備

　歯質切削を最小限に留めた修復処置を行うためにも、う蝕病巣のみを確実に除去する必要がある。とくに、隣接面あるいは歯頸部う蝕においては、器具の到達が困難な場合も多く、これを補助するための前準備処置が必要となる。

1. 局所麻酔

　局所麻酔に関しては、いわゆる「無痛修復」という見地から、これを行わない症例も少なくない。一方、患者にとっては快適な修復処置を受けられることから、局所麻酔を行うべきであるとする考え方もあり、とくに深在性う蝕の処置では必須となる。

　う蝕が歯肉縁あるいは縁下に及ぶ症例では、う蝕の範囲を明確にするためにも、歯肉圧排が必要である。この際の疼痛を減じるとともに、副次的効果として出血の抑制が可能である点から、エピネフリン含有の局所麻酔薬は臨床的に有効である（図1）。

　局所麻酔を行う際には、痛みを連想させるような言葉を使わず、声がけをしながら行うことが大切である。術前に、患者の疼痛閾値が下がってしまうと、その後の処置は極めて困難になることにも留意したい。

2. 歯肉圧排

　光重合型レジン修復における歯肉圧排の目的は、う蝕除去時の病巣の明示とともに、接着操作時の

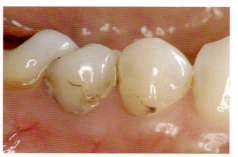

図❶a　歯頸部付近にう蝕が認められる

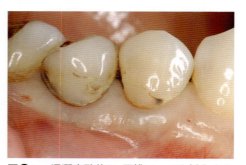

図❶b　浸潤麻酔後に、圧排コードを挿入する

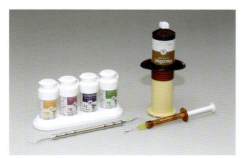

図❷a　ウルトラパック（Ultradent）は、圧排コード、止血剤およびジンパッカーから構成されている

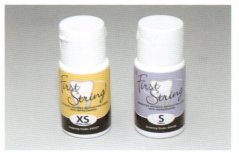

図❷b　ファーストストリングリトラクションコード（Clinician's Choice Dental）

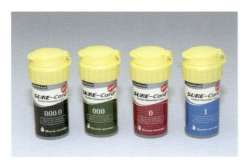

図❷c　シュアーコード（Sure Dent）

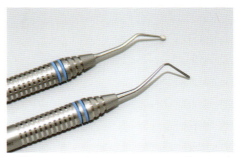

図❸　ジンジバルコードパッカー（Nodent）

歯肉溝滲出液の抑制などである。圧排コードは、その直径や硬さ、あるいは編み込み型や擦り合わせ型などが市販されており、操作感にも違いがある（図2）。

圧排コード挿入時に歯肉を損傷させないためには、ポケットの深さおよび水平的な幅を確認し、適切な直径の圧排コードを選択することが肝要である。印象採得時では、歯肉溝を広げ、印象材が入り込むスペースを確保するために少し太めの圧排コードを選択するが、光重合型レジン修復では、ジャストフィットとする。

また、圧排コードの挿入に際しては、先端が薄いコンポジットレジン充塡器を用いることも可能であるが、専用のインスツルメントの使用をお勧めする（図3）。先端部が必要な部位に到達しやすいように角度を有しているものや、先端に細かい溝を付与することでコードを把持しやすい形状などがある。

3．プレウェッジ

隣接面う蝕の診査およびう蝕除去にあたり、病巣の明示、隣接歯および歯間乳頭の保護を目的としてプレウェッジが行われる（図4）。ウッドウェッジは木製なので、しなりがあり、歯面への適合性が良好である。

接着操作の前準備

光重合型レジン修復においては、確実な接着操作を行うことによって、二次う蝕や術後知覚過敏を防止することができる。そのためにも、接着システムの種類にかかわらず、接着操作の前準備が重要となる。

1．術野隔離

接着操作を行う際の術野隔離（field isolation）は、十分な術野の確保、軟組織の保護、唾液汚染の防止、防湿あるいは薬液溢出防止などの目的で行われる。とくに、血液および唾液による歯面の

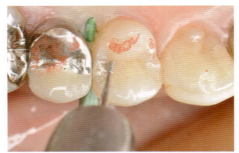

図❹ プレウェッジを行うことで歯間乳頭を保護する

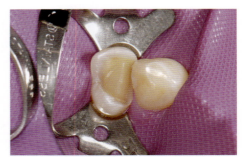

図❺a クランプを用いるタイプのラバーダム防湿

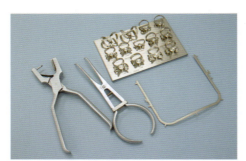

図❺b 防湿に用いられるラバーダムシステム（YDM）

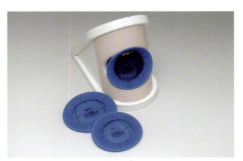

図❺c クランプ不要なラバーダムシステム（オプトラダム：Ivoclar Vivadent）

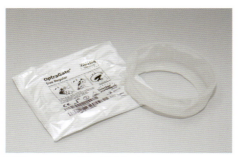

図❺d ソフト開口器（オプトラゲート：Ivoclar Vivadent）

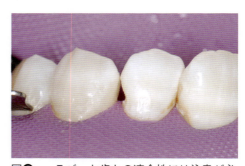

図❺e ラバーと歯との適合性には注意が必要である

汚染は、接着阻害因子となるとともに、呼気の影響にも配慮する必要がある。

この目的に用いられるものとして、最もポピュラーな技法がラバーダム法である。ラバーダム法を用いることによって、確実な防湿効果が得られるとともに、歯肉の白化を惹起させるプライマーから軟組織を保護することにも役立つ。

ラバーダム法に用いるシステムとして、クランプやフレームなどからなる従来から用いられているものや（図5a、b）、クランプが不要な製品もある（図5c）。また、口唇を排除するタイプの製品などもあり（図5d）、症例に応じて使用する。

ラバーダムを設置するにあたっては、クランプの適合性を確認することはもちろんであるが、ラバーが歯肉に密着するように注意を払うことが大切である（図5e）。

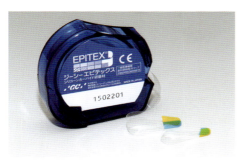

図❻ エピテックス(ジーシー)およびトランスペアレント マトリックスバンド(Kerr)

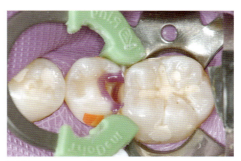

図❼ V3リングマトリックスシステムの設置によって、複雑窩洞を単純化する

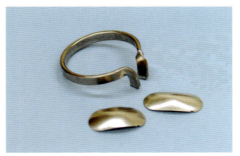

図❽ バイタインリングシステム(Danville、モリムラ)は、セクショナルマトリックスとリングのセットで市販されている

2．隣在歯の保護

　接着において、歯面処理材の塗布は必ず行われる操作であるが、これは目的の窩洞以外に塗布しないように注意すべきである。

　隣在歯の保護のためにストリップスが用いられるが、これらは修復材である光重合型レジンの圧子としても用いられる。そのため、テープタイプのストリップスにも、厚さ、幅あるいは色調が異なる製品が市販されている。臼歯部隣接面に用いやすいように加工して緩やかなカーブをもつ製品など、多くの種類が市販されている(**図6**)。これらを使用する部位や目的に沿って選択することで、修復操作がよりいっそう容易となる。

充塡操作の前準備

　臨床における多様性に対応して、多くの光重合型レジンが市販されている。その使い分けは、修復する窩洞の位置、大きさあるいは審美的要求の度合いなどによって決定される。これらのレジンペーストを窩洞に填塞するにあたっては、填塞を容易にする補助製品も必要となる。たとえば、臼歯部の隣接面う蝕に用いられるマトリックスシステムがそうであり、この存在なくしての処置は不可能であるといえる。

1．臼歯部複雑窩洞

　臼歯部での隣接面を含む複雑窩洞においては、これを単純化するために隔壁が設置される(**図7**)。歯科用アマルガムを用いた直接修復に使用されていたマトリックスバンドと、これを保持するトッフルマイヤー型リテーナーも、光重合型レジン修復に応用可能である。しかし、このシステムでは歯間離開をウェッジの挿入によって調整しなければならず、適切なコンタクトの付与が困難であった。そこで、バイタインリングとセクショナルマトリックスから構成されるシステムが臨床に導入された(**図8**)。

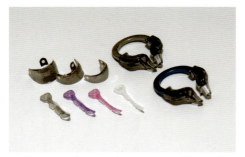

図❾ V4システム（Triodent、デンツプライ三金）は、クリアメタルストリップス、V4ウェッジおよび光線透過性素材を用いたV4リングから構成されている

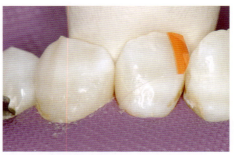

図❿ アダプトセクショナルマトリックスを隣接部に置き、指の腹を舌側にあてがうことで、バックウォールの形成を容易にする

　これらのシステムの多くは、マトリックスの大きさや形状を変更することで、部位の違いや窩洞の大きさにも対応できるようになっている。しかし、その欠点として光線が透過しにくいため、光重合型レジンの重合率が低くなることが指摘されてきた。そこで、マトリックス、ウェッジおよび使用するリングのすべてに、光線が透過できるように工夫されたシステムも市販されている（図❾）。
　マトリックスシステムは、術者が最も使いやすいものを選択すべきであるが、確実な歯間離開による適切なコンタクトの付与が最も重要である。また、歯列の状態によっては、装着が難しいマトリックスシステムもあるので、いくつかのシステムを準備するとよい。

2．前歯部複雑窩洞

　前歯部における隣接窩洞修復においても、マトリックスをはじめとした補助器具の使用が重要である。
　とくに、裏打ちを欠いたⅢあるいはⅣ級窩洞においては、いかにして舌側壁を付形するかに腐心するものである。このとき、臼歯部用であらかじめ弯曲が付与されたマトリックス（アダプトセクショナルマトリックス：Kerr）を用いることで、バックウォールが容易に再現できる。

　このテクニックは、正中離開症例にも有効であり、さらにはエマジェーンスプロファイルの修正にも応用可能である（図❿）。

臨床の実際

　下顎第2小臼歯の遠心および第1大臼歯近心にう蝕を認める（図11a）。通法に従ってう蝕病巣の除去を行った（図11b）。次いで、ラバーダム法によって患歯の明示および防湿を行う。この際、クランプおよびラバーの適合状態に注意することが大切である。（図11c）。
　ウェッジを用いて透明マトリックスの固定後、V3リングを用いて歯間離開をするとともに、隔壁を設置した（図11d）。アドヒーシブによる歯面処理後、照射を行い、フロアブルレジンを用いて窩底および側室部分にライニングを行った（図11e、f）。
　咬合面、コンタクトポイント付近および辺縁隆線部は、ユニバーサルタイプ光重合レジンを用いて填塞を行い、解剖学的形態を付与した（図11g）。
　隣接部の研磨にはストリップスタイプの研磨システム（エピテックス：ジーシー）を用い、辺縁部はMMレジントリマー（背戸製作所）を用いるとよい（図11h）。

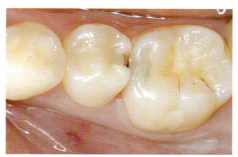

図⓫a 下顎第2小臼歯部に隣接面う蝕を認める

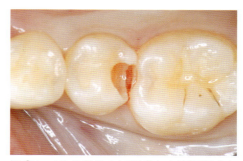

図⓫b MIの考え方に配慮した窩洞形成とする

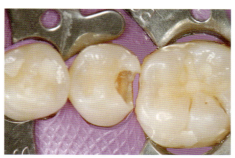

図⓫c ラバーダム防湿の際には、歯面との密着性が大切である

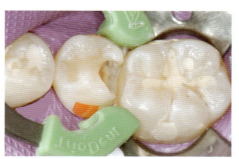

図⓫d 透明マトリックスとV3リングを用いて隔壁を行う

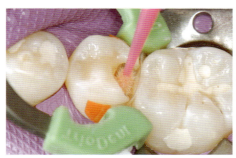

図⓫e シングルステップアドヒーシブは、窩洞に十分塗布する

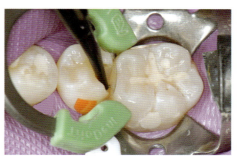

図⓫f フロアブルレジンを用いて窩壁をライニングする

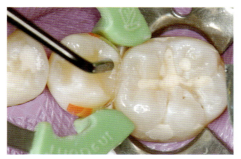

図⓫g ユニバーサルタイプレジンを塡塞、付形する。このとき、上部鼓形空隙の付与がポイントとなる

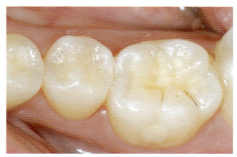

図⓫h 術後

3 修復操作の前準備

4 接着修復のための窩洞形態

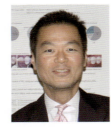

黒川弘康　宮崎真至
日本大学歯学部　保存学教室修復学講座

● 接着技術がもたらす窩洞形態の変化

　光重合型コンポジットレジン（光重合型レジン）修復は、接着技術が進歩したことから、保持形態あるいは予防拡大などは不要であり、う蝕病巣を確実に除去した時点で窩洞外形が決定する。さらに、窩洞をスムースな曲線とするとともに、必要に応じてベベルを付与することで、窩洞形成を終了する。

　このように、接着システムを用いた光重合型レジン修復における窩洞形成の考え方は、Minimal Intervention（MI）を具現化したものである（**図1a〜f**）。

　接着技術の向上は、間接修復において窩洞形態にも変化をもたらした。すなわち、接着性の向上によって明確な保持形態が不要となったことから、前歯部におけるラミネートベニア修復が、臼歯部においてはセラミックスオーバーレイ修復が可能となった。

　もちろん、成形修復材を用いた直接修復と異なり、間接修復法においては明瞭なフィニッシュラインの付与が求められる。同時に、便宜形態や抵抗形態に対する配慮は必須のものとなり、そのための健康歯質の削除は、少なからず要求されることになる。

　このように、接着技術の発展によって、直接法とともに間接修復においても、窩洞形成法に変化がもたらされた。すなわち、直接修復法による、前歯部隣接面う蝕へのアプローチは、原則として舌側からであったものが、症例によっては唇側からのう窩開拡も可能となった。また、臼歯部隣接面のう蝕において、ミニボックスあるいはスロット窩洞などが可能となった。

　しかし、これらの窩洞形態の応用にあたっては、窩洞に具備すべき諸条件を十分に考慮するとともに、窩洞外形を決定する因子に十分に配慮することも忘れてはならない。

● 積極的介入に関しての考慮事項

　MIの基本的概念から、う蝕に対する積極的な介入である歯質切削を行う前に考慮すべき事項がある。う蝕とは脱灰と再石灰化を繰り返すプロセスであり、そのバランスが脱灰に偏り、その状態が長期にわたって継続することで、う窩が形成される。したがって、う蝕治療の第一の原則は、う蝕が生じる過程をコントロールすることである。また、患歯にのみ注目した診査・診断ではなく、う蝕発症に関する因子についての見極めも大切である。さらに、う蝕の自然史を理解し、「う蝕の過程に対する治療」としての予防処置を行う。

　初期のエナメル質う蝕であれば、積極的に再石灰化療法を試みながら継続的な経過観察を行うとともに、リスクファクターを考慮したカリエスリスクアセスメントを行う（**図2a、b**）。う窩を形

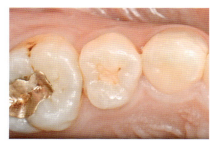
図❶a　5┘の咬合面に不良修復物が認められる

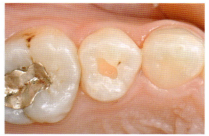
図❶b　咬頭隆線の保存を心がけ、う窩の開拡を行う

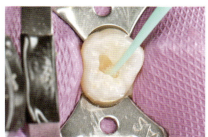
図❶c　良好な予後を得るためには、確実な歯面処理が必要である

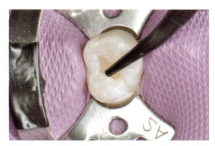
図❶d　窩壁になじみやすいフロアブルレジンを使用し、窩壁の凹凸を整理する

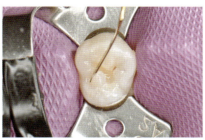
図❶e　操作性や研磨性とともに、機械的性質を考慮してレジンペーストを選択する

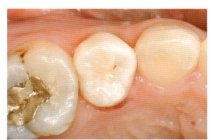
図❶f　歯質に対して最小限の侵襲で修復処置が完了する

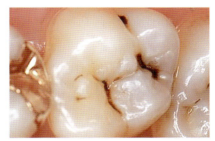
図❷a　咬合面の小窩裂溝部が褐色に変色している

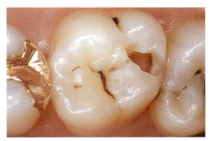
図❷b　う窩が存在する遠心小窩のみを開拡し、感染象牙質を除去する

成しているう蝕であれば、もちろん修復処置の対象と判断される。しかし、う窩を形成していない初期う蝕病変と、進行したう蝕病変が存在しているにもかかわらず、肉眼では実質欠損が存在していない場合（hidden caries）では、その判断は非常に難しいものとなる。

　これらう蝕の診査は、基本的に視診、触診、X線診査あるいはレーザー診などが用いられ、それぞれに感度と特異度が求められている（表1）。

　最近では、チェアーサイドで組織の精密断層像が観察可能な光干渉断層画像法（Optical coherence tomography：OCT）も注目されており、生体に為害性がない画像診断法としてその臨床応用が期待されている（図3a～c）。

う窩の開拡における考慮事項

　う窩の開拡は、う蝕がエナメル―象牙境で拡がることを考慮し、最小限でありながらも確実な感染象牙質除去が可能な大きさにする。あまりに狭小な開拡では器具到達が困難なことから、感染象牙質を取り残してしまう。また、う窩の開拡では、とくにう蝕円錐の形態を意識した器具の選択を行う必要がある（図4a～c）。

　前歯部においては、審美性を考慮して舌側からのアクセスにこだわることなく、器具到達が容易な方向からアプローチする。修復操作の容易さと

表❶ 臼歯部咬合面エナメル質う蝕の検出法の感度と特異度。不顕性う蝕（hidden caries）の診査には十分な注意が必要であることがわかる（参考文献[1]）より引用改変）

検査法		検査数	評価者数	う蝕有病率（%）	感度	特異度
視診	10倍大写真	46	4	17	0.72	0.66
	直視	49〜421	1〜20	25〜35	0.10〜0.60	0.73〜1.00
X線フィルム撮影		46〜103	1〜4	17〜35	0.00〜0.44	0.64〜1.00
レーザー蛍光測定		31〜143	2〜4	19〜44	0.38〜0.79	0.80〜0.95
電気抵抗値		103、105	1	24、44	0.64、0.65	0.73、0.87
FOTI※による透照診		103	1		0.21	0.95

※FOTI：fiber-optic transillumination

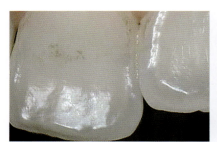

図❸a 視診（口腔内写真）で判断可能なう蝕は認められない

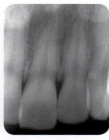

図❸b X線写真においても明瞭な透過像は観察されない

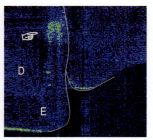

図❸c OCTを用いることで、う蝕病巣の有無を輝度の変化として確認することができる

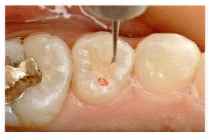

a：MICD DIA（F06R：松風）

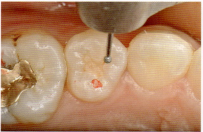

b：MIコンセプトバー（MI05Rf：ジーシー）

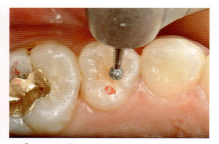

図❹c 従来から用いられてきたダイヤモンドポイントと比較すると、大きさの違いがわかる。ダイヤモンドポイントFG（♯440：松風）

図❹ ミニマルインターベンションを考慮したダイヤモンドポイントでも、メーカーによって大きさが異なる

ともに、アンテリアガイダンスの保存などを考慮すると、唇側からの病巣の削除が有効な場合も多い。また、遊離エナメル質に関しては、これが解剖学的形態や審美性の回復に有利に働くと判断した場合は積極的に保存する（図5）。

臼歯部は、修復物辺縁が対合歯との咬合接触部とならないよう、咬合接触状態を確認した後にう窩の開拡を開始し、咬頭隆線を可及的に保存する外形とする（図6）。

う蝕が隣接面に及ぶ場合は、辺縁隆線部の歯質が保存可能か否かを判断し、トンネル、ミニボックスあるいはスロット窩洞を選択する。トンネル窩洞の形成では、感染象牙質の除去あるいは修復操作の確実性が、術者の習熟度に関連することが判明しているので、これらに留意して慎重にう窩の開拡を行う（図7）。

ミニボックス窩洞では、歯間部にプレウェッジを行う、あるいはプロテクタ（インターガード：ウルトラデント）等を挿入し、隣在歯を保護して隣接面歯質を開放する。この際、頬舌側面への外

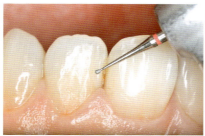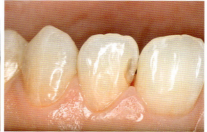

図❺ 遊離エナメル質を積極的に保存し、アンテリアガイダンスの保全に努める

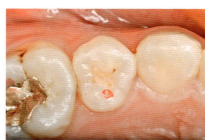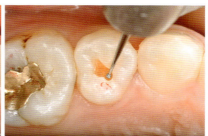

図❻ 可及的に切削部が小さなポイントを用いて、う窩の開拡を行う

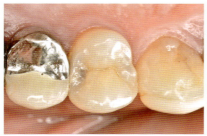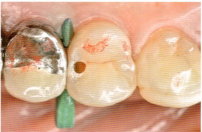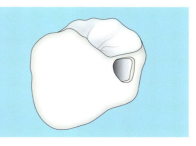

図❼ トンネル窩洞とすることで、辺縁隆線の形態付与という困難さが解消される

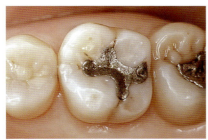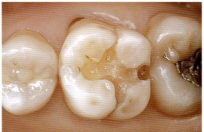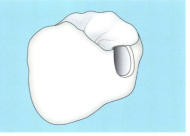

図❽ ミニボックス窩洞とすることで咬頭隆線を可及的に保存し、歯質の構造的強度を維持する

形の開放角はできるだけ小さくするように心がける（図8）。窩洞全体の外形はスムースな曲線とし、微少な気泡などの迷入を防止する。また、歯間距離が十分で切削器具の到達も容易であれば、スロット窩洞とすることができる（図9）。

確実な感染歯質の除去のために

感染象牙質の除去に際しては、細菌感染層と未感染層との識別が重要となる。臨床的には、病巣の色調、硬さおよびう蝕検知液への染色性を指標とする。このうち、病巣の着色と硬さについては、

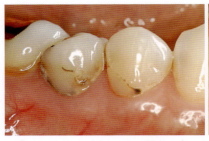 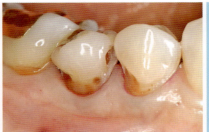 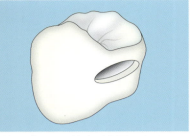

図❾　スロット窩洞では、隣接面部を視認することが困難となることから、病巣の取り残しには注意が必要である

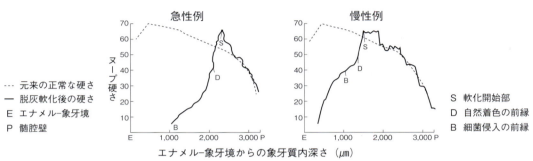

図❿　慢性う蝕では自然着色を、急性う蝕ではう蝕検知液の染色性を指標として、病巣の除去を行う（参考文献[2]より引用）

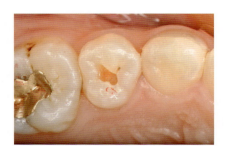

図⓫a　う窩の開拡直後。象牙質の色調に変化は認められない

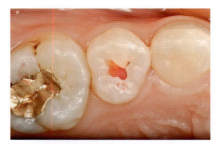

図⓫b　う蝕検知液による染色によって、う蝕象牙質外層の範囲が明確に把握できる

慢性および急性う蝕によって異なることが示されており、とくに慢性う蝕においてはう蝕による着色部位と細菌侵入部が近接しているので、着色が病巣除去の指標となる（図10）。一方、急性う蝕では、う蝕検知液の使用が必須であり、その染色性を判断基準としてう蝕象牙質外層の削除を行うことになる。う蝕象牙質の硬さだけを指標とするのではなく、染色性を指標とすべきであるというのが、現在におけるう蝕除去のガイドラインである（図11a、b）。

臨床においては、コントラアングルに装着したラウンドバーを用いて低速でこれを除去する。しかし、う蝕病巣が歯髄に近接している場合、回転式切削器具では歯質の硬さが把握できないため、鋭利なスプーンエキスカベータを用い、切削感を指標として除去する。その際に用いるエキスカベータは、シャンク部に適切な湾曲が付与されているもの（MMエキスカベータ：サンデンタル）を用いると、エナメル-象牙境で拡大する病巣の除去も容易となる（図12a〜e）。

また病巣除去の際に、表面反射式のミラーを使用することで、ミラーテクニックで問題となる像のダブりやちらつきが生じず、術野を明瞭に観察できる（図13）。

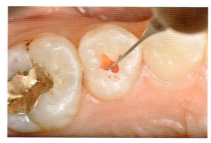

図⓬a　シャンク部の形状を細長くしたラウンドバー（MIステンレスバー：マニー）を使用することで、切削部の病巣へのアプローチが容易となる

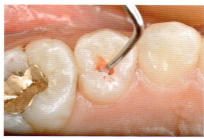 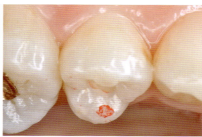 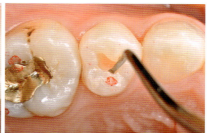

図⓬b〜d　スプーンエキスカベータ（MMエキスカベータ：サンデンタル）の使用は、エナメル質を温存しながらエナメル−象牙境部の感染歯質を除去できる

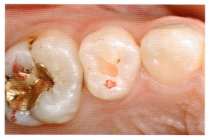 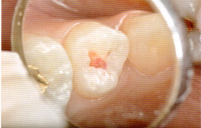

図⓬e　歯質を可及的に保存しながらも、確実なう蝕病巣の除去を心がける

図⓭　表面反射式ミラー（右）を使用することで、細部にわたり術野を観察することが可能となる

　さらに、ルーペを積極的に活用することで、病巣を明確に観察することが可能となるため、除去時の精度向上に貢献する。

窩縁形態の付与

　前述したように、光重合型レジン修復では、窩洞周囲に遊離エナメル質を残存させた症例が多くなる。そこで、硬いが脆いという性状を有する遊離エナメル質を強化する方策が、臨床的に求められる。エナメル質窩縁においては、接着界面近傍のエナメル小柱間で劈開が生じ、その結果として、ホワイトマージンが発生することが問題視されている。

　臼歯部咬合面では、エナメル小柱を縦切することで、その発生の予防に努める。前歯部では、ストレートベベルを付与することで、ホワイトマージンの発生を予防し、光重合型レジンの半透明性という性質を利用して色調の適合性を向上させる。また、ベベルの付与には、砥粒の細かいダイヤモンドポイントを使用することで、スムースな面を形成するとともに、形成時の厚いスミヤー層形成を防止する。これによって、審美性の獲得とともに、シングルステップセルフエッチングシステムを用いた際に、より確実な接着性が獲得できる。

【参考文献】
1) Bader JD, Shugars DA: The evidence supporting alternative management strategies for early occlusal caries and suspected occlusal dental caries. J Evid Base Dent Pract, 6: 91-100, 2006.
2) 総山孝雄, 田上順次：保存修復学総論 第1版. 永末書店, 京都, 1996.

5 コンポジットレジンに特化した隔壁法（前歯）

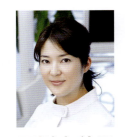

天川由美子
東京都・天川デンタルオフィス外苑前

 前歯部コンポジットレジン修復

　前歯部のコンポジットレジン修復は、審美性や耐久性に優れた接着修復材料の発展により、以前とは比較にならないほど予知性の高い修復オプションとなった。修復後10年間良好に経過させるのは、当然のことになったと日々実感している。一般的にも日常臨床で非常に頻度の高い修復法である。

　しかしながら、とくに隣接面を含む3級や4級の窩洞では、色調調和や形態回復の観点から、満足のいく結果を出すのは簡単ではない。理想的な隣接面形態を付与するための隔壁が必要になるからである。筆者自身も、色調がうまく再現できなかったり、隣接面が不自然な形態になってしまったりして、再修復したことが何度もある。本項では、前歯部コンポジットレジン修復の隔壁に焦点をあて、症例を通して考えてみたい。

 隔壁法

　隔壁は、唇口蓋側的に失われた部分を回復するために必要である。その目的は、形態回復による審美性の獲得と、歯質と修復物の境界をスムーズにすることによる清掃性の確保である。

　歯間の下部鼓形空隙にギャップが存在する場合、それを修正するのは非常に難しい。また、プラークコントロールも不良となり、歯肉に悪影響を及ぼす修復になりかねない。

　すなわち、審美的または清掃性の観点を踏まえ、歯質とコンポジットレジンをいかに確実に接着させるかを左右するのが隔壁である。

　前歯の隔壁法には、次の4つがある。
1．フリーハンド
2．マトリックス作製
3．既製マトリックスの使用
4．シリコーンガイド法

 フリーハンド（図1〜10）

　従来よりフリーハンドの隔壁法では、ペーストレジンが用いられてきた。しかしながら、近年のフロアブルレジンは、付与した形態をそのまま維持できる粘稠度の低いものが数種類発売されている。隣接面の隔壁は、なんらかのマトリックスが必要になるが、切縁など欠損部分が少ない修復には、この方法を用いることも可能である。

 マトリックス作製（図11〜20）

　ワックスアップし、即時重合レジンでシェルを作製する方法である。前歯部のカップリングやガイダンスをコンポジットレジンによって与えたい場合やプロビジョナルレストレーションとしてテストする場合は、この方法が適応である。

　また、既製マトリックスをうまく使いこなせない初心者にもお勧めしたい。筆者は、難しい形態

フリーハンド

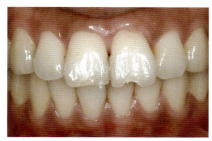

図❶ 30代・女性。転倒して前歯が破折したとのことで来院。当日は応急処置としてコンポジットレジン修復を行った

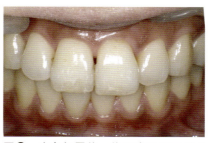

図❷ 応急処置後、後日改めてアポイントをとって修復することになった

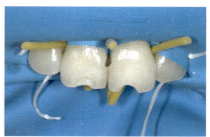

図❸ ラバーダムを装着し、仮のコンポジットレジンと破折部を除去

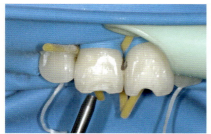

図❹ 接着面をサンドブラストする

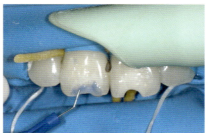

図❺ エナメル質にエッチングし、ボンディング材を塗布

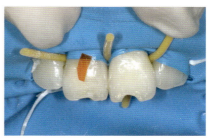

図❻ マトリックスの適合をチェックする

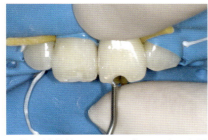

図❼ 低粘性のフロアブルレジンを用いフリーハンドで修復していく

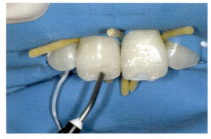

図❽ 気泡が入らないように注意

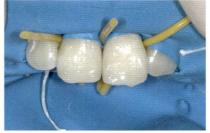

図❾ 修復直後

や、正中線が曲がらないようにするために、この方法を用いていたことがある。

もちろん、臼歯部の咬合面にも応用できる。自分でワックスアップして作製することで、形態をイメージする練習にもなる。何色か使用する積層充塡を行う場合は、カットバックすればよい。

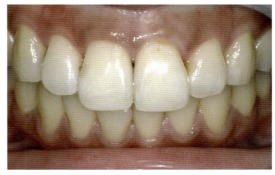

図❿ 形態修正、研磨後

5 コンポジットレジンに特化した隔壁法（前歯） 51

マトリックス作製

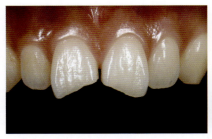
図⓫　20代・女性。術前。子どものころに破折した前歯を修復したいとのことで来院

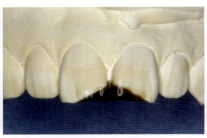
図⓬　残存歯質部でアンテリアガイダンスが確保されていたのでコンポジットレジン修復を計画し、ワックスアップを行う

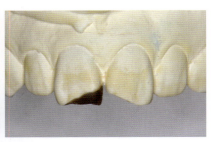
図⓭　正中の位置を決めるため片側のワックスアップを除去する

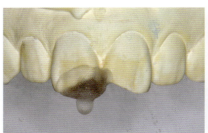
図⓮　レジンキャップを作製

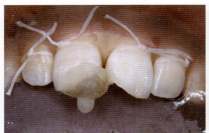
図⓯　歯面清掃、接着処理後、レジンキャップを使用し右側をデンティン色のみで修復

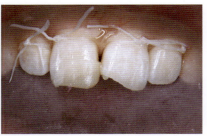
図⓰　片側の修復で正中が決定する

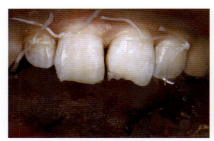
図⓱　正中を基準に反対側の修復を行う

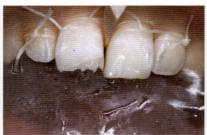
図⓲　デンティン色で修復していた右側をカットバックする

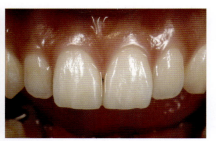
図⓳　修復後

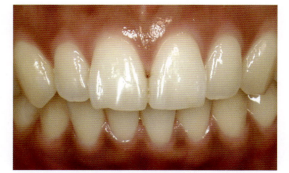
図⓴　術後8年。若干の摩耗を認めるが、機能性、審美性ともに問題なく経過している

🟢 既製マトリックスの使用（図21〜32）

　最も頻繁に用いられている隔壁法は、セルロイドストリップスや既製のマトリックスを使用する方法であろう。

　既製のマトリックスは、いろいろな幅や角度などがあらかじめ付与され、さまざまなものが市販されている。

既製マトリックスの使用

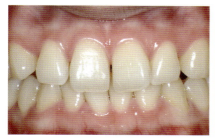
図㉑ 30代・女性。術前。矯正治療中。歯間離開している前歯の修復希望で来院

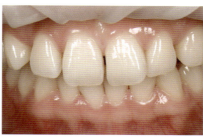
図㉒ |1 が凹状になっているのがわかる

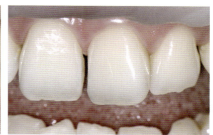
図㉓ マイクロスコープ下で観察

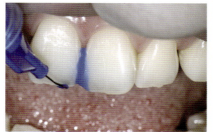
図㉔ エナメルエッチング

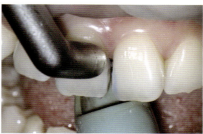
図㉕ エッチング材は確実に水洗する

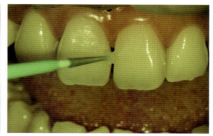
図㉖ ボンディング材塗布。歯面にきちんと塗布されていることを確認

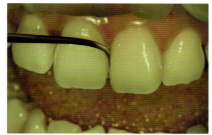
図㉗ マイクロチップの先が大きすぎると狭いスペースにボンディング材が流れないので、エキスプローラーで確実に塗布

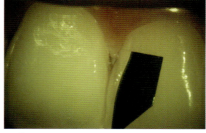
図㉘ セクショナルマトリックスが歯質と適合しているのを確認する

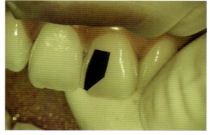
図㉙ コンポジットレジンに気泡が入らないよう注意する

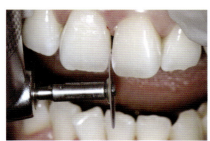
図㉚ ディスクによる研磨

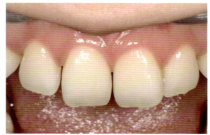
図㉛ 術直後

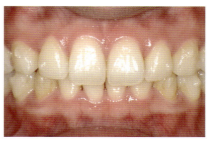
図㉜ 術後。適切なカントゥアが付与されている（矯正治療後）

シリコーンガイド法

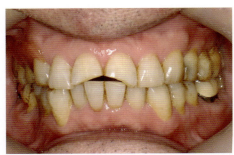

図❸ 60代・男性。術前。転倒し前歯が折れたとのことで来院

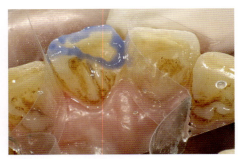

図❹ エナメルエッチング

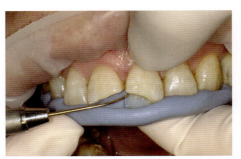

図❺ ワックスアップを印象採得したシリコーンガイドを参考にフロアブルレジンで隔壁を作製

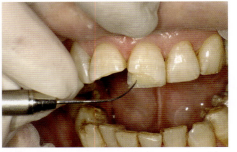

図❻ デンティンシェードのペーストレジンを使用

通常のセルロイドストリップスでも、ピンセットなどで伸ばしてカーブをつけたり、鋏でトリミングして好きな形態にすることができる。

● シリコーンガイド法（図33～39）

正中離開症例や数歯にわたる症例などは、シリコーンガイド法が便利である。あらかじめ模型から準備しておく方法と、その場で作製する方法がある。

現在の隣接面形態を変更する場合は、ワックスアップからシリコーンガイドを作製する。現在の隣接面形態に問題がない場合は、スタディーモデルを印象採得するか、その場で印象採得を行い、それをシリコーンガイドとする。

印象材は咬合採得用のシリコーン印象材やシリコーンパテを使用する。

● まとめ

前歯部の隔壁法は、まずどのような隣接面形態にするのかをイメージすることから始まる。自分でワックスアップすることが、そのトレーニングに適していると思う。そして、その欠損部や付与したい形態に適した隔壁法を選択する。最も重要なことは、マトリックスを歯質と適合させ、スムーズな面に仕上げることである。

ここで、症例でも多く使用していたフロアブルレジンについて考えてみたい。以前のフロアブルレジンは、ペーストレジンより劣る材料という位置付けだった。筆者は、ボンディング材を塗布した歯面とペーストレジンのなじみをよくするためのライニングや、裂溝・小さな窩洞など流れが悪い場所のみ使用していた。それは、ヌレや流動性

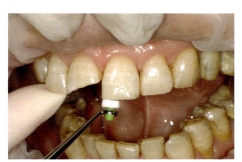
図㊲ ペーストレジンで形態を整える

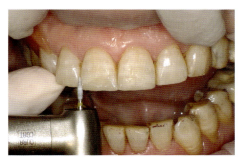
図㊳ 形態修正、研磨

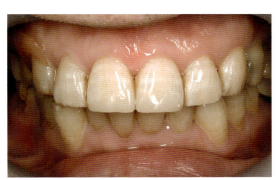
図㊴ 術後。審美性と機能性を回復できた

が優れていたからである。

　ところが、現在のフロアブルレジンは以前の問題点を解決し、強度や審美性、研磨性もペーストレジンと比較して遜色ないものが多くある。これらの歯質とコンポジットレジンのなじみはむしろペーストレジンよりも良好で、ギャップが生じにくいように感じる。これは結果として接着力の向上にも繋がる。マトリックスと歯質を確実に適合させ、歯質とコンポジットレジンを接着させるための隔壁には、欠かせない材料といえるのではないだろうか。

　コンポジットレジン修復は、いわゆる小さなむし歯の治療から、歯の形成量が最小限の審美修復治療となった。患者のほとんどは、なるべく歯を削りたくないと願っており、コンポジットレジン修復を強く望んでいると考えられる。

　コンポジットレジンは素晴らしい材料で、ほんの少しの追加や削除で形態をいかようにでもコントロールすることができる。一方で、隔壁の設置や研磨が不十分で二次う蝕や変色を起こすこともある。審美修復治療として、コンポジットレジンや隔壁について考えると奥が深い。

　筆者は、今後も日本が誇る接着技術を活かし、確実で審美的な前歯部コンポジットレジン修復を行っていきたいと思っている。本稿がみなさまの臨床の一助になれば幸いである。

【参考文献】
1) 井澤常泰, 三橋 純, 吉岡隆知：顕微鏡歯科入門　根管治療、コンポジットレジン修復を中心に. 砂書房, 東京, 2005.

6 コンポジットレジンに特化した隔壁法（臼歯）
確実なステップを心がけることの重要性

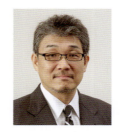

秋本尚武
神奈川県・秋本歯科診療所

臼歯隔壁法

臼歯隣接面を含む窩洞の充填修復において、解剖学的形態を回復するにあたって隔壁は必須であり、1908年に出版されたG.V.Blackの『A Work on Operative Dentistry』にも2級アマルガム修復のための隔壁（Matrix）についての記載がある（図1）。隔壁は、壁となるマトリックス（バンド）、ウェッジ（クサビ）などを用いて行う。前歯の3級、4級窩洞、そして臼歯の2級窩洞のように隣接面を含む窩洞には隔壁を装着した後に修復を行う。隣接面を含む2級窩洞は、窩洞形成後に隔壁を装着することで1級窩洞と同様に充填を行うことができる。この隔壁の装着にはいくつかのチェックポイントがあり、これらを確認することによって短時間で容易に充填を行うことが可能になる。本項では、臼歯コンポジットレジン修復のための隔壁法について解説する。

臼歯隔壁法（2級）における留意事項

"臼歯部のコンポジットレジン修復は、どの程度の大きさの窩洞まで可能なのか"については、議論の余地が残るところである。しかし、原発う蝕では咬合接触部位が残っている隣接面う蝕、そしてインレーの再修復では小臼歯・大臼歯とも一般的な2級スライスインレー窩洞であればコンポジットレジンによる修復が可能であろう。いずれにおいても隣接面を含むコンポジットレジン修復

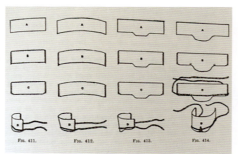
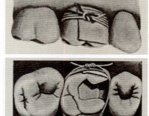

a：メタルプレートを成形して作製したアマルガム充填用の各種形態のマトリックス。右の2列は歯肉縁下にまでう蝕が及んだ症例のためのマトリックス

b：マトリックスを実際に大臼歯2級窩洞に装着した頬側面観と咬合面観。マトリックスは縫合糸を外科結びで固定している

図❶a、b　G.V. Black『A Work on Operative Dentistry』に記載されている臼歯修復のための隔壁法

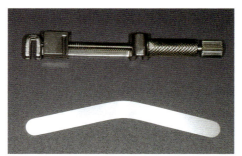

図❷ トッフルマイヤー型リテーナーとメタルバンド

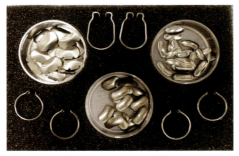

a：パロデントシステム（The Palodent System：Dentsply）

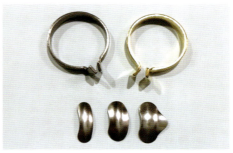

b：コンタクトマトリックスシステム（Contact Matrix System：Danville Materials）

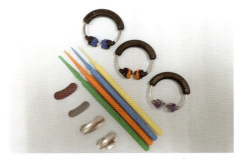

c：コンポジタイト3Dシステム（Composi-Tight 3D：Garrison Dental Solutions）

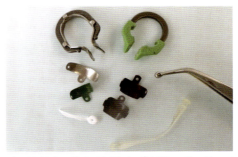

d：Vリングシステム（V Ring Sectional Matrix System：Triodent）

図❸ a〜d 各種セクショナルマトリックスシステム

を行うにあたっては、窩洞形態を確認して適切な隔壁法を選択する必要がある。

1．隔壁法の種類

臼歯隣接面修復に用いる隔壁法には、大きく分類して2種類ある。従来からあるトッフルマイヤー型リテーナーとメタルバンドによるもの、そして最近よく使用されているあらかじめ豊隆が付与されているマトリックスとセクショナルリングリテーナーおよびウェッジを組み合わせたものである。

1）トッフルマイヤー型リテーナーとメタルバンド（マトリックス）（図2）

トッフルマイヤー型リテーナー（Tofflemire Universal Dental Matrix Band Retainer）は、B.F.Tofflemireにより考案された。このリテーナーとメタルバンドによる隔壁は、最も一般的な

表❶ 窩洞形態とリテーナーの選択

リテーナーの選択	接着性修復窩洞		2級スライスカット窩洞		大型窩洞	
	小臼歯	大臼歯	小臼歯	大臼歯	小臼歯	大臼歯
トッフルマイヤー型リテーナー	△	△	○ or △	○ or △	○ or △	○ or △
リングリテーナー	◎	◎	○ or △	△ or ×	×	×

従来からある隔壁法であり、多くの症例に応用できる。隣接面の歯質が大きく欠損している、あるいは両隣接面が欠損している場合など応用範囲は広い。しかし、メタルバンド等のマトリックスが歯冠部全周を取り囲むことから、そのぶん歯間離開を十分に行わないと術後に隣接面にわずかな隙間を生じることになる。

また、従来のメタルバンドを用いた修復では隣接面形態が直線的になり、解剖学的形態と接触点の位置の回復が困難になるので注意が必要である。現在では、トッフルマイヤー型リテーナーに使用できるあらかじめ豊隆が付与されたメタルバンドやプラスチックマトリックスも市販されている。

2) セクショナルマトリックスシステム（図3）

リングから直角に曲がった2つの突起（把持部）をもつリング状リテーナーと、あらかじめ豊隆のついたセクショナルマトリックスおよびウェッジからなる2級コンポジットレジン修復のための隔壁システムである。リング状リテーナーは、バイタイン（BiTine：2つの角）リング、セクショナルリングあるいはリングリテーナーなどの名称で呼ばれ、現在ではさまざまな形状のものが市販されている。セクショナルマトリックスにはメタル製、プラスチック製がある。

2. 窩洞形態と隔壁法の選択（表1）

隣接面の頬舌側マージンの位置が、隔壁法を選択する際の基準となる（図4a）。

1) 接着性修復窩洞、minibox あるいは slot 窩洞（図4b）

う蝕が隣接面の接触点付近に限局している、いわゆる不顕性う蝕の場合、窩洞形態は minibox 窩洞あるいは slot 窩洞となる。この窩洞形態では、咬合面から見た頬舌側マージンの位置は不潔域にあることがほとんどである。また、隣在歯との接触が保存されることも多い。この窩洞においては、セクショナルマトリックスが第一選択となる。

2) 2級メタルインレー窩洞、大きな窩洞（図4c）

一般的な2級メタルインレーの窩洞形態では、咬合面から見たスライスカットの頬舌的マージンの位置は不潔域と自浄域の境界に位置する（開放角60°の原則）。この窩洞においてもセクショナルマトリックスが選択できる。

これよりも隣接面の窩洞が大きく、セクショナルマトリックスシステムのリングリテーナー脚部が隣接面に入り込んでしまうような欠損がある場合には、トッフルマイヤー型マトリックスのような歯冠全周を覆うタイプの隔壁法を使用する。あるいは、欠損が非常に大きな場合には間接修復の選択も考慮する。

3. 隔壁法の目的

隔壁法にはさまざまな器具が用いられるが、隔壁法の目的、そしてそれぞれの器具の役割を理解して確実な隔壁を設置することが重要である。

1) 隣接面の解剖学的形態の回復

隣接面の解剖学的形態の回復には、メタルバンド、ストリップスやマトリックスを用いる（図5）。コンポジットレジン修復によって隣接面形態を回復するにあたっては、隣接面の豊隆（proximal contour）が重要である。接触点の回復には球面と球面による点状接触が求められる。そして上部および下部鼓形空隙（embrasure）の付与も必要になる。とくに上部鼓形空隙の形態付与では辺縁

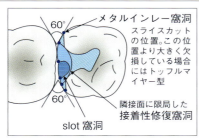
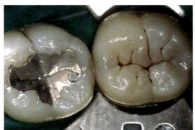
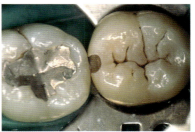

a：隣接面マージン（窩縁）の位置は隔壁法の選択基準になる。スライスカットより大きく形成されている場合には、歯冠全周を囲むトッフルマイヤー型リテーナーを選択する

b：接着性修復窩洞。左；術前。辺縁隆線直下にう蝕（不顕性う蝕）が認められる。右；隣接面の原発う蝕に対する窩洞形態。minibox あるいは slot 窩洞とも呼ばれる

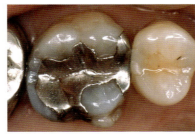
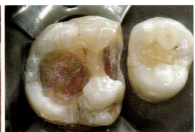

c：2級メタルインレー窩洞。左；メタルインレーの二次う蝕の再治療。右；インレー除去後、感染象牙質を削除した状態。頬側のマージンの位置がやや遠心に位置している

図❹　窩洞形態と隔壁法の選択

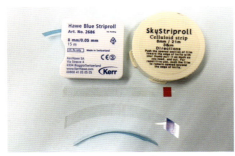
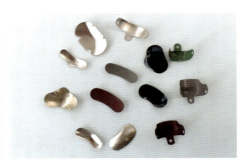

a：プラスチックストリップス

b：セクショナルマトリックス（メタル）

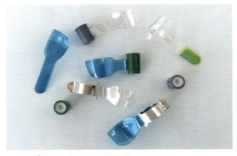
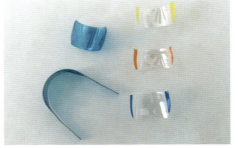

c：プラスチックバンド

d：セクショナルマトリックス（プラスチック）

図❺ a〜d　各種ストリップスとマトリックス

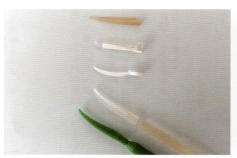
a： 木製およびプラスチックウェッジ

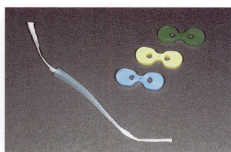
b：ラバーウェッジ

図❻a、b　各種ウェッジ

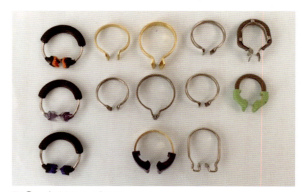
図❼　各種リングリテーナー

隆線の高さおよび形態も大切である。辺縁隆線の形態は、食物の嵌入や流れ、咬合運動に影響する。適切な隣接面形態を得るためには、あらかじめ解剖学的形態を模した豊隆のあるマトリックスを使用するのが望ましい。歯肉側マージンをしっかりと覆い、そして隣在歯辺縁隆線の位置と同じかわずかに高いものを選択する。

2）歯肉側マージンの封鎖

　メタルバンドやマトリックスを歯肉側マージンに密着させて封鎖するためにウェッジを用いる（図6）。

　隣接面窩洞の歯肉側マージンの封鎖性と適合性は、術後の経過に大きく影響する。封鎖性が不確実であれば辺縁微小漏洩が生じ、適合性が不良であればプラークの沈着停滞から二次う蝕となる。コンポジットレジン修復においては、レジン接着材やフロアブルレジンなど流動性のある材料を使用することから、歯肉側マージンが確実に封鎖されていないと、隣接面歯頸部にこれらの材料が漏れ出す。

　メタルバンドやマトリックスを隣接面におき、適切な太さのウェッジを挿入する。メタルバンドやマトリックスがウェッジでしっかりと歯肉側マージンに密着して封鎖されていることを確認する。この確認を怠ると、レジン接着材やコンポジットレジンが歯肉側マージンから溢出し、術後に除去不可能なバリとなるので注意が必要である。

3）適切な隣接面接触（proximal contact）の付与

　歯間離開にはセクショナルリングリテーナーを用いる（図7）。

　隣接面を含む修復においては、適切な隣接面接触による隣接歯間関係を回復させることが重要になる。コンポジットレジン修復によって隣接面の解剖学的形態を回復するにあたっては、適切な

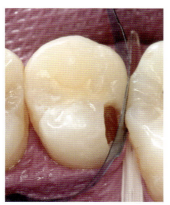
図❽　プラスチックストリップスとウェッジによる隔壁法①

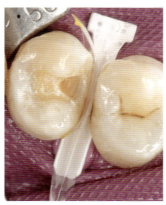
図❾　プラスチックマトリックスとウェッジによる隔壁法②

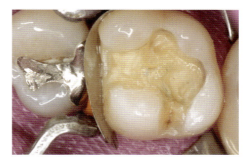
図❿　メタルバンド、セクショナルリングおよび木製ウェッジによる隔壁法

歯間圧、球面と球面による点状接触、そして滑沢な接触面が求められる。また接触点（contact point）の位置も重要である。修復後に適切な隣接面接触が得られない場合、食片圧入が起こり、不快感による機能障害、う蝕の発生、垂直的骨吸収による歯周病、歯列不正などを起こす。

適切な隣接面接触を得るためには、充塡時の十分な歯間離開（歯間分離）が必要になる。臼歯の歯間離開には、ウェッジが利用されることが多いが、最近ではセクショナルリングリテーナーも広く使用されるようになった。このリテーナーは、マトリックスを歯面に密着させるとともに歯間離開を行うもので、現在さまざまな製品が市販されている。

 隔壁法の実際

1．プラスチックストリップスとウェッジによる隔壁法①（図8）

隣在歯との接触が保存された窩洞では、歯間離開は必要ない。プラスチックストリップス（トランスペアレントストリップス：Kerr）を隣接面に設置し、ウェッジ（ルーシーウェッジクラシック：Kerr）を口蓋側から挿入した。本症例では、歯肉側マージンの封鎖の目的でウェッジを利用する。

2．プラスチックマトリックスとウェッジによる隔壁法②（図9）

隣在歯との接触がない2級メタルインレー窩洞では、歯間離開が必要である。本症例はウェッジのみで歯間離開が可能であった。プラスチックマトリックス（セクショナルマトリックス：Kerr）を隣接面に設置し、ウェッジ（アダプトルーシーウェッジ：Kerr）を頬側から挿入した。本症例で使用しているウェッジは、透明プラスチック製で光拡散性をもち、また隣接面に挿入後歯質に密着する性質をもつ。

通常、ウェッジは舌側から挿入するが、本症例では、より歯間離開を期待するとともに、ウェッジへの光照射を容易に行うために頬側から挿入している。歯肉側マージンがプラスチックマトリックスとウェッジよって封鎖されている。

3．メタルバンド、セクショナルリングおよび木製ウェッジによる隔壁法（図10）

メタルバンド（マトリックスバンド：デンテック）を鋏で成形して隣接面に設置後、木製ウェッジ（インターデンタルウェッジ：Kerr）を同様にハサミで隣接面に収まる長さに切って挿入する。セクショナルリング（コンタクトリング：Danville Materials）を装着し、メタルバンドを歯に密着させるとともに歯間離開を行う。歯肉側

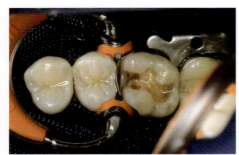

図⓫ セクショナルマトリックスシステムによる隔壁法

マージンがメタルバンドとウェッジによって封鎖されている。

4．セクショナルマトリックスシステムによる隔壁法（図11）

豊隆付きマトリックス（コンポジタイト3Dマトリックスバンド：Garrison Dental）を隣接面に設置後、プラスチックウェッジ（ウェッジワンド：Garrison Dental）を頬側から隣接面に挿入する。その後、セクショナルリング（コンポジタイト3D リテーナーソフト：Garrison Dental）を専用フォーセップス（リングフォーセップス：Garrison Dental）で装着する。マトリックスはセクショナルリングによって歯質に密着している。

◉ 充填テクニックの実際（図12）

患者は数日前から冷水痛を感じ来院した。診査の結果、咬合面にエアーによる冷水痛があり、メタルインレーの頬側に探針が深く入り込む辺縁破折および二次う蝕が認められた（図12a）。

隣接面を含む修復のため、患歯の1歯後方の第2大臼歯にクランプを装着し、4歯露出のラバーダムを施した（図12b）。メタルインレーをリムーバブルカーバイドバーで除去し、う蝕検知液を指標に感染歯質を削除した。窩洞形成終了後、マトリックスバンド（スリックバンド）を窩洞の近心歯肉側マージンをしっかりと覆い、歯肉縁下の歯肉溝に入るように設置した（図12c）。マトリックスバンドの高さは、隣在歯の辺縁隆線の位置と同じ、あるいは少し高いものを選択する。次いでウェッジの挿入を行うが、挿入時にマトリックスバンドが移動しないように指で押さえながらウェッジ（ウェッジワンド）のホルダーを持ち頬側から挿入する（図12d）。マトリックスバンドがウェッジによって歯肉側マージンに密着して固定されているのを確認後、ウェッジのホルダーを除去した。

その後、リングリテーナー（コンポジタイト3D スモール）を専用フォーセップスによって装着した（図12e）。装着の際にはリテーナーを十分に離開させ、頬舌側からウェッジを抱え込むように装着する（図12f）。この際、咬合面から押し込むように装着すると、マトリックスバンドがズレたり、変形することがある。

リングリテーナー装着後は、マトリックスバンドによる隣接面形態、接触点の位置、歯肉側マージンの封鎖をしっかりと確認する。先端の丸いレジン充填器やエキスカベーターなどにより、マトリックスバンドを隣在歯に圧接しながら隣接面の形態などを微調整する。通法に従い、レジン接着材による接着処理後（図12g）、本症例ではすべてフロアブルレジンによって充填を行った。

光照射後、リングリテーナーをフォーセップスで除去し、次いでウェッジとマトリックスを除去した（図12h）。レジン接着材等のバリを手用スケーラーで除去した後、超微粒子ダイヤモンドポイントあるいはカーバイドバーで大まかな形態修正を行った。ラバーダムを外し、咬合状態を確認後、咬合調整および再度形態修正を行い、最後に研磨を行った（図12i）。

◉ 最後に

隣接面う蝕の治療に、いまでもメタルインレーを選択することが多いと聞く。「レジン充填ではコンタクトが甘くなるから」「隣接面の形態が再現できないから」「歯頸部にバリができ二次う蝕、

症例：セクショナルマトリックスシステムを用いた2級コンポジットレジン修復（図12a〜i）

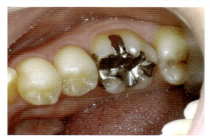

図⑫a 術前。2級メタルインレーの二次う蝕。患者は冷水痛を訴え来院。咬合面頰側マージンに微小破折が認められる

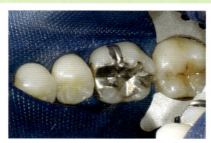

図⑫b ラバーダム。第2大臼歯にクランプを装着してラバーダムを行う

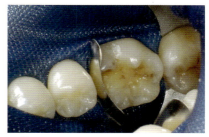

図⑫c インレーの除去とマトリックスバンドの設置。インレーの除去、そして感染歯質を削除した後、スリックバンドを隣接面に設置する

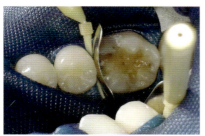

図⑫d ウェッジの挿入。ウェッジワンドを頰側から挿入し、スリックバンドを歯肉側マージンに密着させる

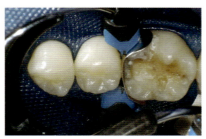

図⑫e リングリテーナーの装着。コンポジタイト3Dスモールをウェッジをまたぐように装着する

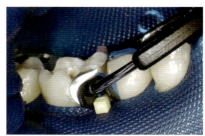

図⑫f 頰側面観。リングリテーナーがウェッジを抱え込むように装着されているのがわかる

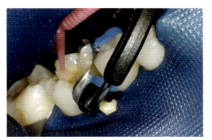

図⑫g 接着処理。通法に従い、レジン接着材による接着処理を行う

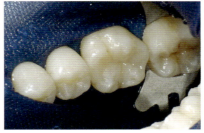

図⑫h コンポジットレジン充填。フロアブルコンポジットレジンにより修復を行う

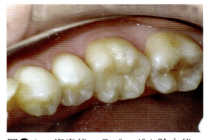

図⑫i 術直後。ラバーダム除去後、咬合調整、形態修正、研磨を行う

歯周病になるから」、そして「臼歯のレジン充填は長持ちしないから」などが理由として挙げられている。

これらの理由は本項で示したように、コンポジットレジン修復時に一手間、一工夫すれば解決できることばかりである。「時間がかかるから」「保険だから」、そして「うまくできないから」という理由が本音ではないことを願う。同じ場所にできたう蝕を治療する場合、メタルインレー修復とコンポジットレジン修復では、歯質の削除量があきらかに異なる。前述のような理由で患者の健康な歯質を犠牲にすることは避けたい。臼歯隣接面う蝕は、できるだけ歯質を保存する窩洞形態に努め、隔壁法を駆使し、コンポジットレジン修復で対応するよう心がけたいものである。

7 信頼性に長けた確実な接着操作

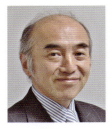

奈良陽一郎　日本歯科大学生命歯学部
柵木寿男　接着歯科学講座

　コンポジットレジン修復は、患者・国民の"切なる願い"である低侵襲かつ審美的な治療を具現化する首座的手段として、日々の臨床に活用されている。本項では、コンポジットレジン修復の"要"といえるレジン接着システムに注目し、信頼性に長けた確実な接着操作について述べる。

 レジン接着システムの種類と選択基準

　コンポジットレジン修復における最大の特徴といえる接着の獲得は、Buonocoreによるエナメルエッチング[1]によって産声を上げた。その後、デンティンプライマー、セルフエッチングプライマーの開発などを経て、質の高い接着性と簡便な操作性との両立が命題となり、現在に至っている。
　表1に、わが国で購入可能な代表的レジン接着システム（2015年3月現在）の重合形式・ステップ数・処理方法などを一括して示す。

1．レジン接着システムの種類

　現在市販されている主なレジン接着システムを3種に類別し、それらの処理ステップと特徴について述べる。

1）エッチ&リンスシステム

　リン酸による窩洞内のエナメル質・象牙質一括酸処理後に水洗を行い、次いで余剰水分のみを除去する"ブロットドライ"後にボンディング材によって接着を図る。エナメル質に対する優れた接着強さと封鎖性の獲得に寄与する。

2）セルフエッチングプライマーシステム

　酸性機能性モノマーを含有するプライマーにより、歯面に対する酸処理とプライミングを同時に行い、乾燥後にボンディング材によって接着を図る。エッチ&リンスシステムより良好な象牙質接着が獲得できる。応用に際しては、プライマー処理時間を遵守し、その後、微風によって液中に含まれる水・有機溶媒（アルコール・アセトン）を十分に蒸散させることが大切である。

3）オールインワンアドヒーシブシステム

　セルフエッチングプライマーシステムの進化型として位置づけられ、エッチング・プライミング・ボンディングによる3つの効果を、1回の処理によって接着を図る。簡便な処理ステップかつ短時間で接着の確保を図る。応用に際しては、セルフエッチングプライマーシステムと同様に、処理液中に含まれる水・有機溶媒を十分に蒸散させ、その後、エアーによってシステム推奨の厚さに調整することが大切である。

2．レジン接着システムの選択基準

　臨床で遭遇機会の多い症例等について、システム選択基準の指標例を以下に挙げる。

1）エナメル質が被着面の大部分を占める症例

　エナメル質の形成不全・変色・破折・白濁などの症例やベニア修復などの症例では、被着面の大部分がエナメル質となり、リン酸処理による効果が高いエッチ&リンスシステムが有用である。ま

表❶a　わが国で購入可能な代表的レジン接着システム（2015年3月現在）

製造者	製品名	重合形式ステップ数	歯質への処理方法	保管方法	使用期限（流通期間含む）	メーカー希望セット小売価格
Ivoclar Vivadent	アドヒース ユニバーサル	光重合型 1ステップ	適量採取→一層塗布→20秒間アクティブ処理→接着剤層が輝きをもつように5秒間以上エアーブロー→10秒間光照射	2〜28℃保管	24ヵ月間	10,400円
Ivoclar Vivadent	エキサイトF	光重合型エッチ&リンス 2ステップ	エッチングゲルを塗布→10〜30秒間処理→5秒間水洗→エアーブローまたは綿球によるブロットドライ→ボンド適量採取→十分に塗布→10秒間アクティブ処理→接着剤層が輝きをもつようにマイルドなエアーブロー→10秒間光照射	2〜28℃保管	24ヵ月間	17,500円
Kerr	オプチボンド オールインワン	光重合型 1ステップ	容器を振ってから適量採取→一層塗布→20秒間アクティブ処理→最初は軽いエアーブロー→中程度のエアーブロー5秒間以上→10秒間光照射	2〜8℃冷蔵庫保管	18ヵ月間	9,900円
Kerr	オプチボンド XTR	光重合型 2ステップ	プライマー適量採取→十分に塗布→20秒間軽くアクティブ処理→中程度のエアーブロー5秒間で薄膜化→容器を数回振ってからアドヒーシブ適量採取→十分に塗布→15秒間軽くアクティブ処理→エアーブロー5秒間→10秒間光照射	2〜8℃冷蔵庫保管	18ヵ月間	15,000円
クラレノリタケデンタル	クリアフィルボンド SE ONE	光重合型 1ステップ	適量採取→十分に塗布→10秒間処理→バキューム吸引しながらマイルドなエアーブローで液面が動かなくなるまでしっかり乾燥（5秒以上）→10秒間光照射	2〜8℃冷蔵庫保管	36ヵ月間	18,000円
クラレノリタケデンタル	クリアフィルメガボンド	光重合型 2ステップ	プライマー適量採取→十分に塗布→20秒間処理→弱〜中圧のエアーブローで確実に乾燥→ボンド適量採取→十分に塗布→エアーブローにより均一な層に→10秒間光照射	2〜8℃冷蔵庫保管	36ヵ月間	17,000円
サンメディカル	AQボンドSP	光重合型 1ステップ	専用スポンジ上に適量採取→撹拌・混合→一層塗布→10〜20秒間処理→バキューム吸引しながら強圧エアーブロー（5〜10秒以上）→3秒間以上光照射	冷蔵庫保管	36ヵ月間	14,800円
ジーシー	G-プレミオボンド	光重合型 1ステップ	適量採取→十分に塗布→0〜10秒間処理→バキューム吸引しながら強圧エアーブローで十分に乾燥（5秒以上）→5秒間以上光照射	1〜28℃保管	24ヵ月間	17,600円
松風	ビューティボンドマルチ	光重合型 1ステップ	適量採取→十分に塗布→10秒間処理→飛散させない程度のマイルドなエアーブローを約3秒間→強圧エアーブローで十分に乾燥→5秒間以上光照射	1〜10℃冷蔵庫保管	36ヵ月間	14,000円
松風	フルオロボンドⅡ	光重合型 2ステップ	プライマー適量採取→プライマーを十分に塗布→10秒間処理→エアーブロー→ボンド適量採取→ボンドを均一な層に十分に塗布→5秒間以上光照射	1〜10℃冷蔵庫保管	36ヵ月間	16,000円
3M ESPE	スコッチボンド ユニバーサル アドヒーシブ	光重合型 1ステップ	適量採取→十分に塗布→20秒間処理→マイルドなエアーブローを約5秒間で液面が動かなくなるまで→10秒間光照射	2〜25℃保管	24ヵ月間	12,000円
3M ESPE	シングルボンド プラス	光重合型エッチ&リンス 2ステップ	エッチングゲルを塗布→15秒間処理→10秒間水洗→エアーブローまたは綿球によるブロットドライ→ボンド適量採取→15秒間中に2、3回続けて塗布→マイルドなエアーブローを約5秒間で液面が動かなくなるまで→10秒間光照射	2〜27℃保管	36ヵ月間	21,300円
デンツプライ三金	クシーノJP	光重合型 1ステップ	適量採取→十分に塗布→20秒間処理→エアーブロー2〜3秒間→10秒間以上光照射	0〜10℃冷蔵庫保管	24ヵ月間	7,000円
デンツプライ三金	XPボンド	光重合型エッチ&リンス 2ステップ	エッチングゲルを塗布→15秒間処理→15秒間水洗→エアーブローまたは綿球によるブロットドライ→ボンド適量採取→十分に塗布→20秒間処理→接着剤層が輝きをもつように5秒間以上エアーブロー→10秒間光照射	10〜28℃保管	24ヵ月間	15,800円
トクヤマデンタル	ボンドフォースⅡ	光重合型 1ステップ	適量採取→十分に塗布→10秒間処理→中圧のエアーブロー5秒間→10秒間以上光照射	0〜25℃保管	24ヵ月間	17,000円
トクヤマデンタル	ワンナップボンドFプラス	光重合型 1ステップ	A・B液同量採取・撹拌→十分に塗布→10秒間以上アクティブ処理→10秒間以上光照射	0〜10℃冷蔵庫保管	36ヵ月間	17,800円
ビスコ	オールボンド ユニバーサル	光重合型 1ステップ	窩洞水洗→過剰な水分のみを除去して湿潤状態に→適量採取→十分に塗布→10〜15秒間アクティブ処理→エアーブローを10秒間以上で液面が動かなくなり滑沢になるまで→10秒間光照射	2〜25℃保管	24ヵ月間	12,500円

表❶b　わが国で購入可能な代表的レジン接着システム（2015年3月現在）

製造者	製品名	重合形式ステップ数	歯質への処理方法	保管方法	使用期限（流通期間含む）	メーカー希望セット小売価格
ヘレウスクルツァー	グルーマボンドCA	光重合型1ステップ	適量採取→専用スポンジで攪拌→十分に塗布→10〜20秒間アクティブ処理→バキューム吸引しながらエアーブローを5〜10秒間→5秒間光照射	25℃以下冷蔵庫保管	36ヵ月間	15,000円
ヘレウスクルツァー	グルーマセルフエッチ	光重合型1ステップ	適量採取→十分に塗布→20秒間アクティブ処理→エアーブローを5秒間以上で液面が動かなくなるまで→20秒間光照射	25℃以下冷蔵庫保管	36ヵ月間	13,000円
ペントロン	イーライズ	光重合型エッチ&リンス4ステップ	エナメル質にリン酸ゲルを塗布→20秒間処理→水洗・乾燥→象牙質にコンディショナー塗布→60秒間処理→水洗・乾燥→象牙質にプライマー塗布→エアーブロー→デンティンボンド2液採取・混和→塗布→軽いエアーブロー→10秒間光照射	2〜12℃冷蔵庫保管	36ヵ月間	18,500円

た、セルフエッチングプライマーシステムおよびオールインワンアドヒーシブシステムを用いる際には、エナメル質面のみを事前にリン酸処理する"セレクティブエッチング"の併用が有効となる。

2）象牙質が被着面の大部分を占める症例

象牙質に達したう蝕や間接修復物の脱離などの症例では、象牙質が被着面の大部分を占める場合が多い。とくに修復歯面が歯髄に近接した症例の場合、術後疼痛などの不快症状抑制のため、マイルドな脱灰によって良好な接着を獲得できるセルフエッチングプライマーシステムおよびオールインワンアドヒーシブシステムの選択が有益となる。

3）歯肉縁に近接した症例

超高齢社会を背景因子とする歯頸部くさび状欠損や根面う蝕などの症例では、被着面が歯肉縁に近接し、歯肉溝からの滲出液や唾液、血液による汚染を受けやすい。したがって、水洗による出血誘発や処理ステップ数の少ないセルフエッチングプライマーシステム、またはオールインワンアドヒーシブシステムの選択が望ましい。

4）小児や歯科恐怖症を有する患者

これらの患者による歯科診療の忌避理由の一因として、スリーウェイシリンジの使用に伴う恐怖・不快感を挙げることができる。処理後の水洗が不要なオールインワンアドヒーシブシステムの選択は、有意義といえる。

5）在宅・訪問診療における症例

在宅・訪問診療あるいは病室内での治療は、今後の時勢対応として捉える必要がある。これらの環境下においては治療機器・器材に制限が生じる場合が多く、最小限の可搬性器材、たとえば、エアーシリンジに代わる缶入りエアーダスター使用のオールインワンアドヒーシブシステムの活用などが実用的と考える。

システムの接着性能と信頼性

図1に、近年のレジン接着システムによる接着操作後2分間以内の歯頸部健全エナメル・象牙質に対する引張接着強さ[2]を示す。通覧して理解できるように、エナメル質を対象とする場合には、エッチ&リンスシステムが最も大きな接着強さ獲得に有効であることが確認できる。一方、象牙質を被着面とする場合には、セルフエッチングプライマーシステム、またはオールインワンシステムが有用であることが確認できる。

図2に、最近の代表的オールインワンシステムであるClearfil Bond SE One（SEO：クラレノリタケデンタル）およびScotchbond Universal Adhesive（SU：3M ESPE）による接着操作後2分間以内の各種歯頸部歯質（CAD：う蝕罹患象牙質、ALD：摩耗症露出象牙質、SD：健全象牙質、SE：健全エナメル質）に対する引張接着強さ[3]を示す。対照として、優れた接着性能を有するとの国内外評価を得ているClearfil Mega Bond（CMB：クラレノリタケデンタル）のSD・SE値を併記する。

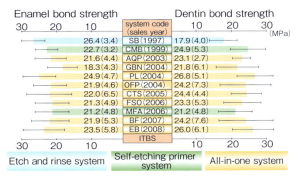

図❶ 近年のレジン接着システムによる歯頸部健全エナメル・象牙質に対する接着直後の引張接着強さ

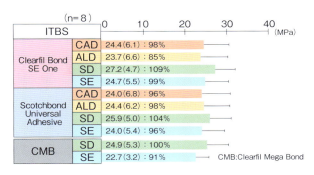

図❷ 最近のレジン接着システムによる各種歯頸部歯質に対する接着直後の引張接着強さ

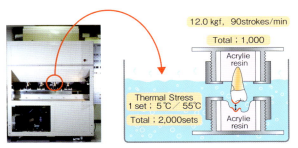

図❸ 複合機能試験機による歯頸部修復試料への複合ストレス負荷

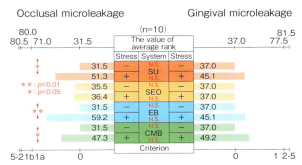

図❹ 複合ストレス負荷有無条件下における4種レジン接着システムによる歯頸部修復の辺縁漏洩

　両システムの相対的接着性能は、CMBによるSD値を100％とした場合、SD値では104％以上、SE値で96％以上、CAD値で96％以上、ALD値で85％以上を示している。また両システムは、とくに接着強さの獲得が困難とされているCAD、ALDのような臨床的修復対象歯面に対しても、健全歯質と統計学的に有意差を認めない接着強さを得ることができる性能の具備を確認できる。

　これら2システムの口腔内環境想定の条件下における接着性能について評価するため、図3に示すとおり、小臼歯歯頸部の規格化V字状窩洞に対する臨床的修復を図った。その後、12.0kgf毎分90回ストロークの10万回繰り返し荷重と、5℃/55℃間各20秒間浸漬の2,000回サーマルサイクリングによる複合ストレスを負荷した。

　図4に、エナメル質窩縁を有する歯頂側窩壁と象牙質のみの歯肉側窩壁における辺縁漏洩[4]を示す。その結果、両システムは、窩壁の違いおよびストレス負荷の有無にかかわらず、対照システムとしたCMBならびに従前の代表的なオールインワンシステム Adper Easy Bond（EB：3M ESPE）と同様の辺縁封鎖能を具備していた。また、いずれのシステムもストレス負荷の有無にかかわらず、歯頂側・歯肉側壁間の封鎖能に有意差は認められなかった。とくにSEOの歯頂側エナメル質窩縁封鎖性は、唯一ストレス負荷による影響を受けておらず、また歯肉側象牙質窩縁封鎖性は、ストレス負荷条件下においても唯一漏洩を認めない優れたものであった。

　次いで、歯頸部修復の窩洞内接着の挙動を評価するために、図5に示すとおり、歯肉側象牙質窩壁からの規格化ダンベル状試料の切り出しを経て、複合ストレス有無条件下における規格化微小引張接着強さ[5]（以下、μTBS）を測定した。図6に、その結果を示す。とくに口腔内環境想定の複合ストレス負荷条件下の結果について注目すると、SUとSEOの窩洞内象牙質面接着強さはCMBより有意に大きな値を示し、かつその値は、ストレ

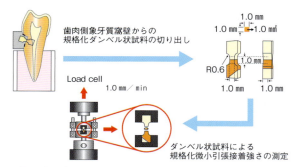

図❺　歯頸部修復の窩洞内象牙質面に対する規格化微小引張接着強さの測定手順

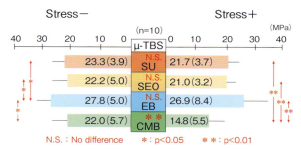

図❻　複合ストレス負荷有無条件下における4種レジン接着システムによる歯頸部修復の窩洞内象牙質面に対する接着強さ

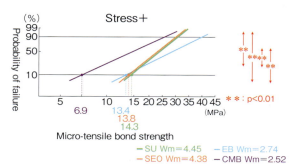

図❼　複合ストレス負荷条件下における4種レジン接着システムによる歯頸部修復窩洞内の接着信頼性

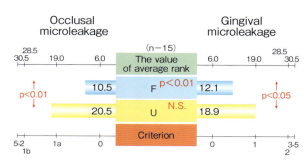

図❽　フロアブルレジン（F）とユニバーサルレジン（U）による複合ストレス負荷条件下における歯頸部修復の辺縁漏洩

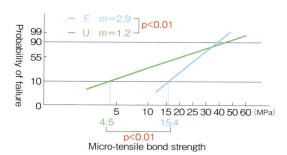

図❾　フロアブルレジン（F）とユニバーサルレジン（U）による複合ストレス負荷条件下における歯頸部修復窩洞内の接着信頼性

ス負荷のない条件値と有意差を認めないことから、両システムは優れた窩洞内接着強さ維持能を有していると考えられた。併せて、ストレス負荷条件下の窩洞内接着信頼性[6]について検討した結果を図❼に示す。4システムによる修復窩洞内のμTBSに基づいてワイブル分析を行った結果、SUとSEOはCMBとEBより有意に接着信頼性に優れ、また同時に10%の接着破壊を生じさせるために必要な応力値は、CMB（6.9MPa）より有意に大きい値（13.8〜14.3MPa）であることから、

より堅固な接着状態にあることが推察された。

　一方、近年の修復用コンポジットレジンの市場において、フロアブルレジンの占有率は約57%との報告[7]があり、従前のユニバーサルレジンによる修復からフロアブルレジンの多用を窺い知ることができる。

　そこで、前述と同様の複合ストレス負荷条件下において、フロアブルレジンとユニバーサルレジンによる歯頸部修復の辺縁漏洩[8]について評価した結果を図❽に示す。分析の結果、窩壁の違いにかかわらず、フロアブルレジンを用いた歯頸部修復はユニバーサルレジンより有意に優れた辺縁封鎖性の獲得に有効であることが確認できた。また、両レジンによる修復窩洞内μTBS値は24MPa以上を示して同等であるものの、接着信頼性について分析した結果、図❾に示すとおり、フロアブルレジンはユニバーサルレジンより有意に接着信頼性に優れ、さらに10%の接着破壊応力値も有意に大きい値であることから、堅

固な接着獲得に有効である[9]ことが推察された。

確実な接着操作

修復機会の多い歯頸部5級症例にはScotchbond Universal Adhesiveを、歯冠部1級症例にはClearfil Bond SE Oneを用いた治療を例示として、確実な接着操作や有効な手技を含め説明を加える（症例1：図10〜20、症例2：図21〜28）。

おわりに

患者・国民が期待する"信頼性に長けた確実なコンポジットレジン修復"を行うためには、優れ

症例1：歯頸部5級（図10〜20）

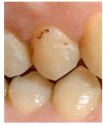
図❿ 窩洞形成に先立つ歯面清掃は、確実な歯面処理に寄与する

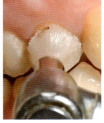

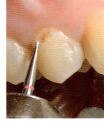
図⓫ 小口径ポイントによるう窩開拡後にやや幅広のベベルを付与する

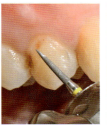

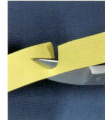
図⓬ U字形切り込み付きの透明ストリップスを患歯の豊隆に合わせる

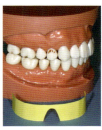

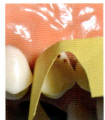
図⓭ 患歯の遠心隣接面に切り込み付き透明ストリップスを挿入する

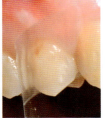

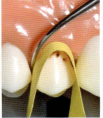
図⓮ 近心隣接面への挿入後に探針でストリップス下縁を歯肉溝に入れる

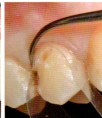

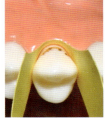
図⓯ サービカルフェンスによって、歯肉排除と患部の直視直達が可能となる

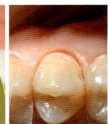

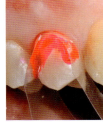
図⓰ う蝕検知液併用によって、う蝕象牙質外層の的確な除去を図る

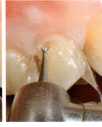

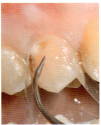
図⓱ 狭小なエナメル質へのセレクティブエッチングには、探針の活用が有効である

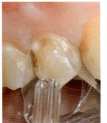

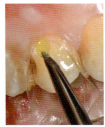
図⓲ オールインワンシステムの乾燥は、微風でしっかり行うことが重要である

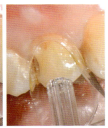

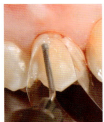
図⓳ フェンスと歯面に沿わせながら填入したフロアブルレジンを硬化する

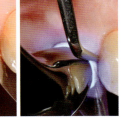

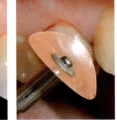
図⓴ ディスクの"しなり"を活用した研磨は平滑面の審美性獲得に有効である

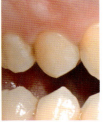

症例2：歯冠部1級（図21〜28）

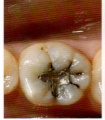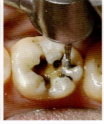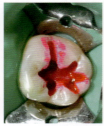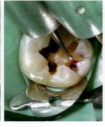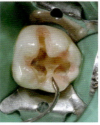

図㉑　う窩の開拡はMIを図り、小口径ポイントを用いる

図㉒　う蝕検知液の併用によって、う蝕象牙質外層を確実に除去する

図㉓　慎重なセレクティブエッチングは窩縁部エナメル質の接着向上に寄与する

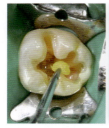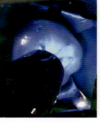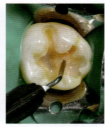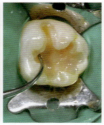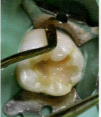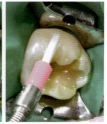

図㉔　オールインワンシステムによる処理は、十分量で適正時間を遵守する

図㉕　象牙質窩壁へのフロアブルレジン塗布は歯質との緊密一体化に有効である

図㉖　複雑窩洞への修復用レジン1回目填塞は窩洞の単純化を見据える

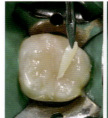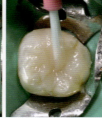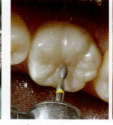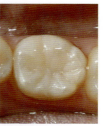

図㉗　レイヤリングテクニックは窩洞内接着と審美性の向上に有益である

図㉘　形態修正・仕上げ研磨は適切な器具・乾湿式・ステップを励行する

た性能を有する多くの市販製品のなかから、眼前の症例に最も有効な材料を選択できる術を養うことが大切である。併せて、的確な手技・操作を行うと同時に、日々の臨床で培ってきた創意工夫と経験を活かしながら、ひたむきに取り組むことが求められている。

【参考文献】

1) Buonocore MG: A simple method of increasing the adhesion of acrylic filling materials to enamel surfaces. J Dent Res, 34: 849-853, 1955.
2) 奈良陽一郎：辛くなく、綺麗で、しっかりとした修復治療を求めて．日歯医学会誌，27：69-72，2008.
3) 石井詔子，河合貴俊，小川信太郎，長倉弥生，久保田佐和子，柵木寿男，奈良陽一郎：歯頸部罹患象牙質に対する接着―最近のオールインワン接着システム初期引張接着強さに基づく評価―．接着歯学，31：116，2013.
4) Akiyama S, Maeno M, Hara M, Yamada T, Nara Y, Dogon I.L.: Sealing abilities of latest all-in-one adhesives under thermo-mechanical ccyclic stress. J Dent Res, 91(SI-B): 464, 2012.
5) Hara M, Akiyama S, Maeno M, Ogawa S, Yamada T, Maseki T, Nara Y, Dogon I.L.: Bonding durability of recent all-in-one adhesive systems under Thermocycled Repeated-load. J Dent Res, 91(SI-B): 1307, 2012.
6) Nara Y, Akiyama S, Maeno M, Hara M, Yamada T, Maseki T, Dogon I.L.: Bonding reliability of all-in-one adhesive systems with/without thermo-mechanical cyclic stress. J Dent Res, 91(SI-B): 1299, 2012.
7) アール アンド ディー：歯科機器・用品年鑑．アール アンド ディー，愛知県，2015：169.
8) Maruyama S, Kawai T, Yamada T, Hara M, Maeski T, Nara Y, Dogon I.L.: Effect of flowable and universal resin-composites on marginal-sealing of cervical-restoration. J Dent Res, 92(SI-B): 1667, 2013.
9) 丸山沙絵子，柵木寿男，奈良陽一郎：フロアブルレジンとユニバーサルレジンによる歯頸部修復の接着差違．日歯保存誌，57：429-441，2014

郵便はがき

料金受取人払郵便

本郷局
承認

7741

113-8790

差出有効期間
平成28年6月
30日まで
切手不要

（受取人）
東京都文京区本郷3-2-15
新興ビル 6F
㈱デンタルダイヤモンド社
愛読者係 行

フリガナ お名前	年齢　歳
ご住所	〒　－ ☎　－　－
ご職業	1.歯科医師(開業・勤務)医院名(　　　　　　　　　　　　　　　　) 2.研究者　研究機関名(　　　　　　　　　　　　　　　　　　　　) 3.学生　在校名(　　　　　　　　　　)　4.歯科技工士 5.歯科衛生士　6.歯科企業(　　　　　　　　　　　　　　　　　)

取得した個人情報は、弊社出版物の企画の参考と出版情報のご案内のみに利用させていただきます。

愛読者カード

〔書　名〕　**コンポジットレジン修復のベーシック＆トレンド**
　　　　　　　診査・診断からメインテナンスまで

● **本書の発行を何でお知りになりましたか**
　1．広告（新聞・雑誌）　紙（誌）名（　　　　　　　　　）2．DM
　3．歯科商店の紹介　4．小社目録・パンフレット
　5．小社ホームページ　6．その他（　　　　　　　）

● **ご購入先**
　1．歯科商店　2．書店・大学売店
　3．その他（　　　　　　　）

● **ご購読の定期雑誌**
　1．デンタルダイヤモンド　　2．歯界展望　3．日本歯科評論
　4．ザ・クインテッセンス　　5．その他（　　　　　　　　）

● **本書へのご意見、ご感想をお聞かせください**

● **今後、どのような内容の出版を希望しますか**
　（執筆して欲しい著者名も記してください）

新刊情報のメールマガジン配信を希望の方は下記「□」にチェックの上、メールアドレスをご記入下さい。
　　　　　　　　□希望する　　　□希望しない

E-mail:

編		業	

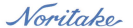

8 前歯部のレイヤリングテクニック

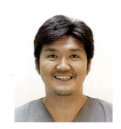

大谷一紀
東京都・大谷歯科クリニック

前歯部の歯冠修復は臼歯部に比べて高い審美性を要求されることが多く、セラミック修復のようないわゆる補綴処置だけではなく、部分修復であるコンポジットレジン修復においても高い自然感を求められることも少なくない。とくに、大きなⅢ級やⅣ級窩洞で舌側に抜けている症例は難易度が高く、患者が満足する術後を得ることが難しい。このような症例で自然感のある術後を得るためには、明度のコントロールを目的とした積層充塡を行ったのちに、形態や表面の質感を調和させることが重要である（図1 a～g）。

本稿では、自然感のある前歯部コンポジットレジン修復に必要な知識と具体的な充塡技法を解説する。

これら充塡技法は審美的な要素が強いが、最も重要なことは充塡時の確実な接着と術後管理であることを冒頭で述べておく。

色の調和を得るためには「明度」を合わせる

色の見え方はその明暗、濃淡、色味によって異なり、それぞれ明度、彩度、色相を合わせて色の3属性と呼ばれている。

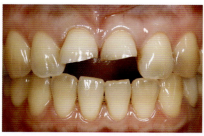
図1 a 外傷による歯冠部破折で来院。患者はコンポジットレジン修復を希望された

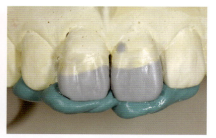
図1 b 診断用ワックスアップを行い、舌側シリコーンガイドを製作

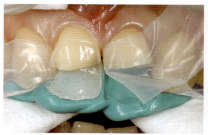
図1 c シリコーンガイドを用いて充塡を行う

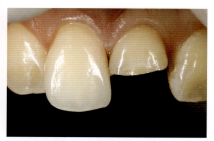
図1 d 1｜充塡終了時

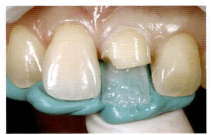

図❶e　|1も同様にシリコーンガイドを用いて充塡を行う

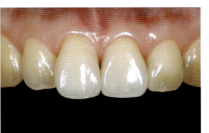

図❶f　充塡終了時

図❶g　術後の口元

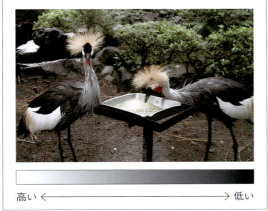

図❷　明度（Value）。「明度が高い」は白に近く（明るく）、「明度が低い」は黒に近い（暗い）

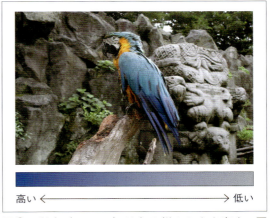

図❸　彩度（Chroma）は色の鮮やかさを表す。写真の青い鳥の羽では、先端（下方）に向かうにつれて、「彩度が高くなる」

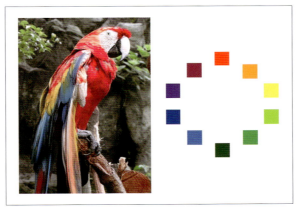

図❹　色相（Hue）はその色が何色であるかの種類を表す（図2〜4は筆者自身が撮影）

　歯科臨床において患者の審美的な満足を得るためには、歯とコンポジットレジンの明度を調和させることが必要である。この明度とは「明るさ」のことであり、白に近いほど「明度が高く」、黒に近いほど「明度が低い」といわれる。つまり、色の濃淡、黄色や茶色という色味を無視した白黒（グレースケール）での色の概念ということである（図2〜4）。

　これまで、術後の補綴物や充塡物の色に関して患者の十分な満足を得ることができず、再製あるいは再充塡を行うことも多かった。自身の臨床経験から、このような患者の訴えのほとんどは、修復部位が「暗い」「くすんでいる」「黄ばんでいる」という理由である。これらの術後を口腔内写真で

8　前歯部のレイヤリングテクニック　73

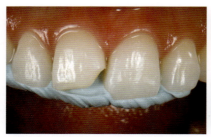
図⑤a シリコーンガイドを用いて、充填を行う

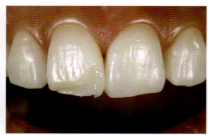
図⑤b デンティンシェード、エナメルシェードの順に積層充填を行う

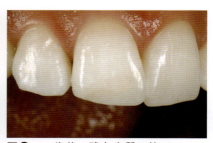
図⑤c 術後。残存歯質に比べてコンポジットレジン部の明度は低い（暗い）

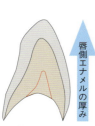
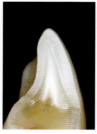
図⑥ 中切歯のエナメル質の厚み。右は天然歯

図⑦ 切縁部エナメル質の摩耗が少ないため、切縁部は透明である

図⑧ 摩耗により、切縁部も不透明である

検討してみると、そのほとんどが明度が低いこと（暗い）に起因していることが多い（図5a〜c）。したがって、コンポジットレジン修復の色の調和において最も優先すべきことは、隣在歯や残存歯質との明度の調和であり、これが達成できれば術後の患者の満足を得ることができると考える。

 上下前歯部の色の見え方

一般的に切縁付近に比べて、歯冠中央部〜歯頸部のほうが明度は高い（切縁部の咬摩耗の大きな歯はこれに当てはまらないことが多い）。切縁部は半透明なエナメル質内部に象牙質がないため、透明度が高く、明度が低い。歯頸部付近は内部の象牙質も厚く、辺縁歯肉の色も拾いやすいため、歯冠中央部に比べて明度が相対的に低いことが多い（図6）。

 充填前の観察項目

1．切縁の摩耗の有無・程度（透明度の観察）

摩耗が少ない歯は切縁部の透明度が高いことが多いため、このような前歯に対してⅣ級窩洞の充填を行う場合は、その透明度をコンポジットレジンで再現することで、より自然感のある修復が可能となる（図7、8）。

2．褐線や白斑・白帯の有無・程度

白斑や白帯の強い歯にコンポジットレジン修復を行う場合には、その程度によって模倣する必要がある。そのため、基本のベースシェード以外にもこのようなキャラクターを観察しておくべきである（図9）。

3．マメロン（切縁結節）

前歯群の切縁部には、その内部構造としてマメロンと呼ばれる特徴的な切縁結節が存在する（図10）。これは、唇側を構成するいくつかの発育葉によるものである。一般的に成長期を終えた若年者では切縁から離れた位置にあり、年齢を重ねることで咬摩耗等により切縁に近づいていき、やがて露出するなど、経時的に変化していく。コンポジットレジン修復においては、Ⅳ級窩洞や歯冠破折症例において模倣することとなる。この際、残

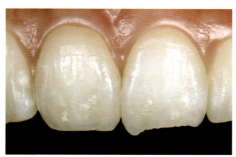
図❾　充填前に白斑や白帯の有無を観察し、必要があれば再現する

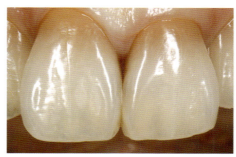
図❿　切縁エナメル質内部には、不透明なマメロンが観察できる

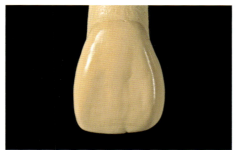
図⓫a　中切歯唇側面

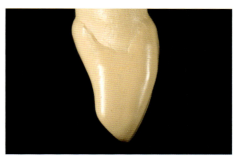
図⓫b　中切歯側方面

存歯質や修復を行う歯を唇側から注意深く観察し、マメロンがはっきりと確認できる症例か否かによって、積層法が異なってくる。

コンポジットレジン修復における残存歯質との形態の調和に必要な知識

前歯部コンポジットレジン修復時は、色の調和に注力しがちであるが、自然感のある術後を得るためには色の調和だけでなく、形態の調和も重要である。歯質とコンポジットレジンの色については、明度の調和がある程度達成できていれば大きな問題になることは少ないが、形態の不調和によって著しく審美性を損なう場合がある。適切な形態付与・修正は、もともとの形態を予測することが困難な大きな窩洞ほど難しい。患者の要望や患者特異の歯牙形態に応じるためには、術者の想像力も重要ではあるが、その想像力は歯の解剖学的形態を踏まえたうえで活かされるものであることを理解しておく必要がある。以下、そのために必要な事項を解説する。

1．コンポジットレジン充填にとくに重要な歯冠外形の特徴

形態付与で重要なのは、まず歯冠外形における基本的ルールを把握しておくことである。図11a、bに、解剖学的形態に基づく上顎中切歯の例を示す。

2．近遠心切縁隅角、近遠心唇側隅角

歯冠外形のなかでも、Ⅳ級窩洞充填時に最低限把握しておかなければならないのが、近遠心切縁隅角の形態の違いであり、近心に比べて遠心隅角は鈍角となる。近遠心唇側隅角は、適切な形態が付与されていないと著しい審美性の低下を引き起こす。また、視覚的な歯の幅径は近遠心唇側隅角の位置による影響が大きく、この部分を含むコンポジットレジン修復症例では、その位置や形態を調整することで視覚的に歯冠幅径をコントロールすることもできる（図12）。

3．唇側の各隆線および溝

前述したように、前歯群の切縁部にはマメロン

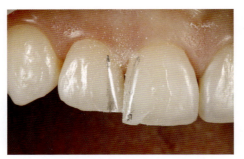
図⓬ 唇側近遠心隅角（鉛筆による印記部）

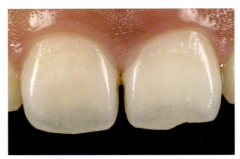
図⓭ 周波条や、その他の表面の細かい凹凸が観察できる

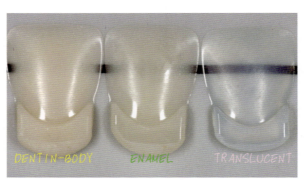
図⓮ 明度の異なるコンポジットレジン。各システムにより名称は異なる

と呼ばれる発育葉が内部構造として存在する。その発育葉の癒合によって、唇側の隆線の境界に近心・遠心溝が存在する場合が多い。その他、唇側には歯軸と直交する横走隆線が存在し、その境界が横走溝となる。

また、天然歯には周波条（**図13**）と呼ばれる表面の微細な溝が存在し、一般的に若年者に顕著に存在し、中年者、老年者となるにつれて減少していく。老年者に至ってはほぼ消失していることも珍しくなく、この原因として、長年のブラッシング圧と歯磨剤の使用によるものが多いといわれている。酸蝕症患者や強いブラッシング圧などにより、若年者でも周波条の消失が認められることもある。これらの隆線や溝、周波条をコンポジットレジン表面に付与することで、残存歯質あるいは隣在歯と調和した表面性状が達成できる。そのためには、充塡前に歯の表面性状をよく観察して読み取る必要があり、それぞれの表面性状を模倣するためには形態修整に用いる器具、研磨法を変

える必要がある（図13）。

 積層充塡のポイント

前述のように、残存歯質との色の調和を達成するためには「明度」を調和させることが重要である。そのためには、単一シェードではなく、複数のシェードを用いた積層充塡が有効な場合がある。この積層充塡の主な目的は、充塡部位に応じて内部（象牙質相当部）に明るい（不透明な）レジンを充塡することで、明度をコントロールすることである。使用するコンポジットレジンはメーカーやシステムごとに呼び方が異なるが、明度が高い順に、オペーク、デンティン、エナメル、トランスとなる（**図14、15a〜e**）。

 形態修整のステップ

形態修整は順序立てて行い、部位ごとに適した器具を選択的に使用することで、効率的に適切な形態を付与することが可能となる。その際には、

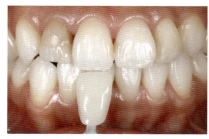
図⑮a 術前の状態。2|は失活歯であり、強い変色を認める

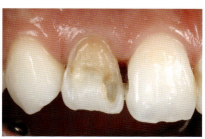
図⑮b 既存充填物およびう蝕の除去を行った

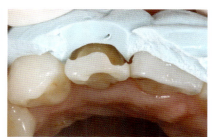
図⑮c 唇側シリコーンガイドを使用し、内部に充填する不透明なコンポジットレジンの厚みをコントロールする

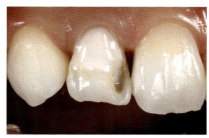
図⑮d 不透明なコンポジットレジンを使用し、少ない厚みで明度を上げる（クリアランスが少ないため）

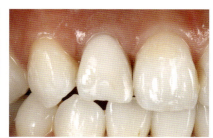
図⑮e 術後

前述した歯の解剖学的形態に関する知識が必須である。形態修整の順序は、形態付与が難しい近遠心唇側隅角部が最後にならないように、切縁の長さ、近遠心唇側隅角〜歯頸部、近遠心切縁隅角、唇側面、舌側面の順に行っている。隣接面部（近遠心唇側隅角部）の形態修整（近遠心唇側隅角部）はバーの到達性が悪く、適切な形態付与が難しいため、薄いディスク型の形態修整器具の使用を勧める。

表面性状の付与

表面性状は、隣在歯や対合歯の表面性状を参考に、唇側溝、横走溝等を付与していく（図16a〜h）。表面性状の状態は、患者によって大きく差があり、参考とする歯の表面滑沢性が高い場合、周波条のような細かい表面凹凸付与の必要はない（図17a〜c）。

おわりに

コンポジットレジン材料やその周辺材料の飛躍的発展、またこれに付随する充填技法により、コンポジットレジン修復は従来のう蝕治療をはじめとする歯質保存的な治療とは一線を画する、審美修復材料としての可能性を具備するようになった。つまり、従来の間接法と比べて保存的で同等の審美性を付与できる修復法が、前歯部審美修復の選択肢に加わったと感じている。

術後の経年変化の不安も聞かれるが、コンポジットレジン修復はもともと、メインテナンスやリペア、あるいは再充填など、術後の変化や再治療を肯定する材料である。これが補綴治療の思想とは認識を異にすべき点であり、このように発想を転換することで、その適応範囲は想像以上に広がると筆者は考えている。

【参考文献】
1）猪越重久：1からわかるコンポジットレジン修復 レジンが簡単にとれないためのテクニック．クインテッセンス出版．東京．2012．
2）藤田恒太郎：歯の解剖学 第22版．金原出版．東京．1995．
3）大谷一紀：失敗しない前歯部コンポジットレジン修復1 自然感を付与するために必要な3要素 歯の色・形態・表面性状．The Quintessence．30(1)：0120-0131．2011．

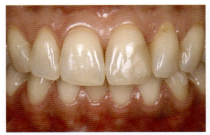

図⑯a 術前。|1遠心部コンポジットレジンの審美的改善を主訴に来院

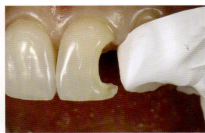

図⑯b 窩洞形成後、接着処理を行った

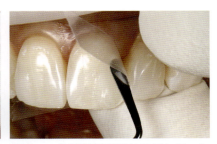

図⑯c 象牙質相当部にはデンティンシェードを充塡する

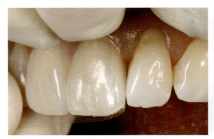

図⑯d 続いてエナメルシェードを充塡する

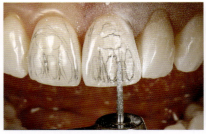

図⑯e 切縁の長さ、近遠心唇側隅角〜歯頸部、近遠心切縁隅角、唇側面、舌側面の順に行う

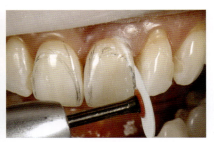

図⑯f 残存歯質や隣在歯を参考にしながら、表面性状を付与する

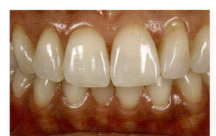

図⑯g 術後正面観

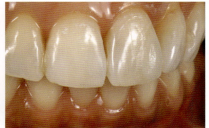

図⑯h 歯質とコンポジットレジン部の表面性状を調和させることができた

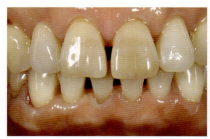

図⑰a 術前。歯間離開の改善を主訴に来院。歯面は滑沢である

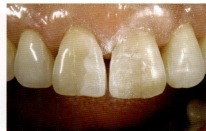

図⑰b コンポジットレジンを用いて充塡を行う

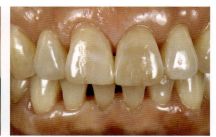

図⑰c 術後。表面性状は付与せず、滑沢な表面を再現した

4）山本 眞：ザ・メタルセラミックス．クインテッセンス出版，東京，1982．
5）大谷一紀：コンポジットレジン修復の適材・適処④．シェードテイキング＆明度テイキングを知る，デンタルダイヤモンド，38(5)：60-64，2013．

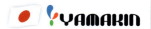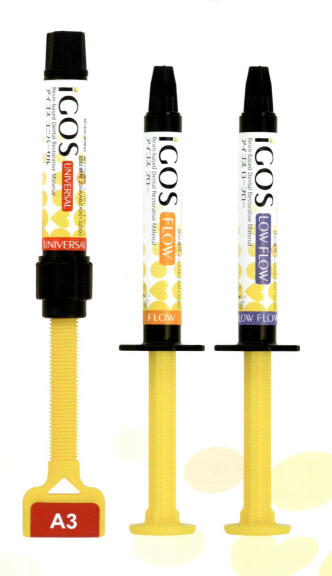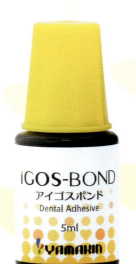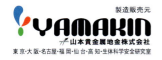

9 臼歯部のレイヤリングテクニック

田代浩史
静岡県・田代歯科医院

臼歯部コンポジットレジン修復の適応範囲

　臼歯部う蝕治療における金属修復材料の使用頻度は減少し、コンポジットレジン修復を第一選択として採用する意識が広まりつつある。口腔内での臼歯部歯列の主な役割を考えれば、審美性よりも機能・効率を最優先し、結果として多くの患者の口腔内がメタルインレーによって修復された経緯も理解できる。しかし近年では、コンポジットレジン修復の優れた特性が多くの臨床家に理解される状況に至り、この修復材料を適正条件下で使用した場合の臨床的なメリットは患者にも大いに歓迎されている。

　コンポジットレジンは歯質と強固に一体化して残存歯質を保護し、エナメル質に近似した耐摩耗性を有する審美修復材料である。唯一の臨床的な不安定要素は、口腔内での直接歯冠形態回復の難易度の高さ、この一点に集約される。したがって、臼歯部コンポジットレジン修復の適応範囲は材料学的な物性限界や窩洞の規模により規定されるのではなく、失われた歯冠形態を適正かつ効率的に回復する修復補助器具の選択と術者の再現能力によって規定されると考える。適正な歯冠形態に再現可能であれば、歯冠部全体のコンポジットレジン修復も適応となる。また、それが適わない場合には、咬合面の小規模1級窩洞ですら、咀嚼時の咬合調和を乱す可能性がある。

効率のよい咀嚼機能を与え、天然歯の臼歯部歯冠形態をコンポジットレジンによって再現するためには、対合歯との緊密な接触により食物を粉砕するための咬頭・隆線形態、唾液の環流により咀嚼効率を向上させる裂溝形態、食片圧入を防止して、連続的な咀嚼面積を確保するための隣接面形態など、残存する歯冠部解剖学的形態との移行的な調和が非常に重要である。この目的を達成するためには、天然歯の解剖学的形態を「咬合面エリア」と「隣接面エリア」とに分割して整理し、それぞれの部位への接着操作・充填操作・研磨操作のポイントを理解する必要がある。

臼歯部修復のポイント

1. 咬合面エリアへのコンポジットレジン修復の注意事項

1）窩洞形成時の注意事項

　う蝕除去および窩洞形成に際し、術前の対合歯との咬合接触状況を確認し、窩洞形成によって重要な咬合支持点を不用意に喪失しないように注意する必要がある（CASE 1：図1a～c）。咬合支持点温存のための小規模アンダーカットは許容して窩洞形成するが、接着操作・積層充填操作における光照射では照射光到達困難部位の発生には注意が必要である。

2）接着操作・積層充填操作の注意事項

　重合収縮応力による窩底部接着破壊（コントラ

CASE 1：小規模2級窩洞（原発性う蝕）へのコンポジットレジン修復（図1 a～i）

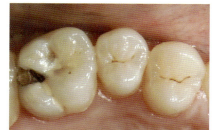
a：術前

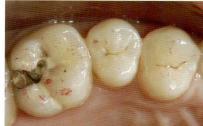
b：術前咬合支持点の確認

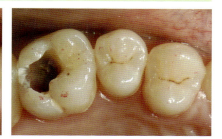
c：う窩の開拡

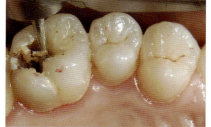
d：感染象牙質の削除

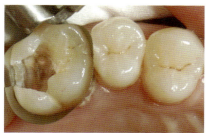
e：窩洞形成終了・隔壁設置

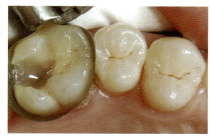
f：接着操作・窩底部への充填操作と光照射

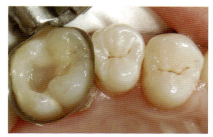
g：隣接面部の充填完了

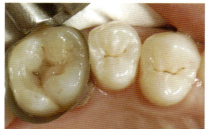
h：色調調整材の塗布

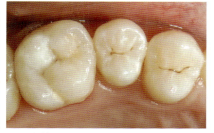
i：術後

クションギャップ）や窩縁部エナメル小柱破折（ホワイトマージン）を防止するため、窩洞規模に合わせた接着操作・積層充填操作を意識する必要がある。

接着操作では、セルフエッチングプライマーシステムを使用する場合のエナメル質に限局したリン酸処理は、窩縁部エナメル質との接着力向上に効果的である（CASE 2：**図2 b**）[1]。また、窩洞内面全体への接着材の確実な塗布や十分な処理時間の確保が重要であり、接着材料の性状によっては繰り返し塗布して被着面全体を均一に処理する努力が必要である（CASE 2：**図2 c、d**）。

積層充填操作では、分割して充填されるコンポジットレジンの窩洞内での充填箇所・充填量・充填回数をコントロールし、それぞれの部位に確実に到達する光照射が重要である。大規模な1級窩洞では接着界面への重合収縮応力の影響（C-factor）が最大となり、積層充填方法の違いが窩洞底部での接着環境に重大な影響を及ぼす可能性がある[2]。大規模窩洞ほど窩底部への照射光到達も困難となり、1回あたりの充填厚さを最小限にとどめ、気泡混入に留意して繰り返しの充填・光照射を行うことで歯質との確実な一体化が実現する（CASE 2：**図2 f～h**）。使用する光照射

CASE 2：大規模1級窩洞（失活歯）へのコンポジットレジン修復（図2a〜u）

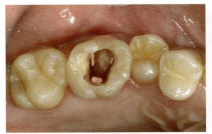
a：術前（根管治療終了）

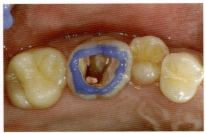
b：窩縁部無切削エナメル質への酸処理

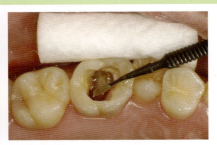
c：髄腔内象牙質への接着操作

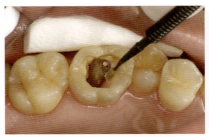
d：髄腔内側面部への接着材塗布確認

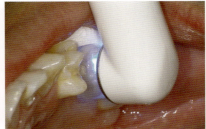
e：髄床底部への照射光到達を意識

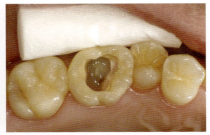
f：窩洞底部へのフロアブルレジン塗布充填

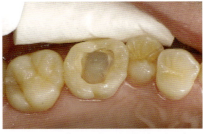
g：フロアブルレジン充填（2層目）

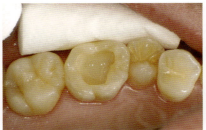
h：フロアブルレジン充填（3層目）

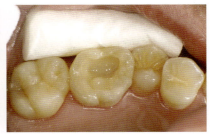
i：デンティンシェードレジン充填；口蓋側

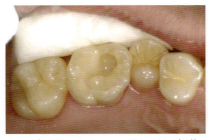
j：デンティンシェードレジン充填；頬側

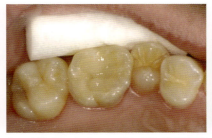
k：デンティンシェードレジン充填完了

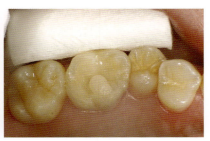
l：エナメルシェードレジン充填；機能咬頭

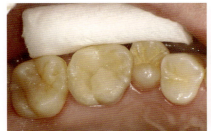
m：咬頭傾斜の連続性を意識

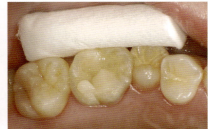
n：口蓋側の遠心咬頭部充填

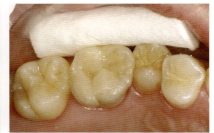
o：口蓋側2咬頭による裂溝形成

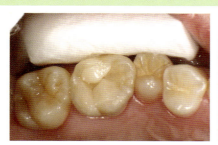
p：エナメルシェードレジン充填；頬側咬頭

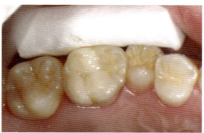
q：遠心小窩の形成

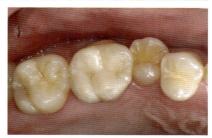
r：充填操作完了

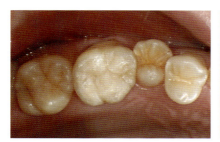
s：形態形成

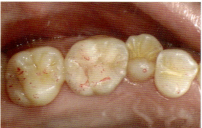
t：咬合調整

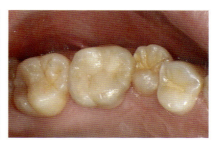
u：術後

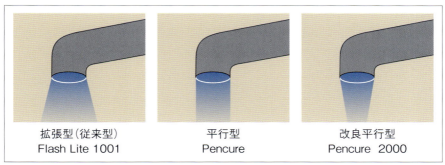

拡張型（従来型）
Flash Lite 1001

平行型
Pencure

改良平行型
Pencure 2000

図❸　光照射器の照射光の改良

器の光進行特性に依存して窩底部への光到達量は変化し、その光到達量と窩底部での接着強度には相関関係が認められる（図3、4、表1）[3]。

具体的なレイヤリングテクニックとしては、窩洞底部への第1層目のフロアブルレジンは可能な限り薄く充填し、以降は第2層目としてデンティンシェードレジン、第3層目としてエナメルシェードレジンを充填する。この3層充填を基本として考えると、窩洞底部での確実な接着と、天然歯様の色調再現が両方可能となる（図5、6）[4]。

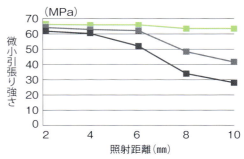

図❹　光照射距離による象牙質への接着強度変化

表❶ 各種光照射器の光照射距離による照射光強度（mW/cm²：減衰率）

光照射距離	Flash Lite 1001	Pencure	Pencure 2000
0 mm	600（100%）	600（100%）	600（100%）
2.0mm	470（78%）	560（93%）	600（100%）
4.0mm	360（60%）	480（80%）	575（97%）
6.0mm	270（45%）	330（55%）	505（84%）
8.0mm	200（33%）	220（37%）	445（74%）
10.0mm	170（28%）	180（30%）	380（63%）

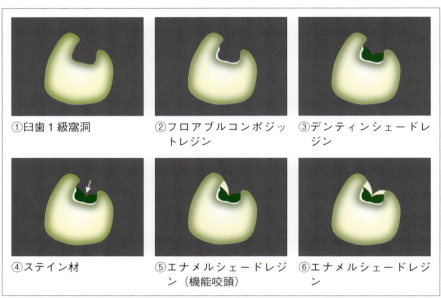

①臼歯1級窩洞　②フロアブルコンポジットレジン　③デンティンシェードレジン
④ステイン材　⑤エナメルシェードレジン（機能咬頭）　⑥エナメルシェードレジン

図❺ 臼歯部窩洞への3層充塡の基本構造

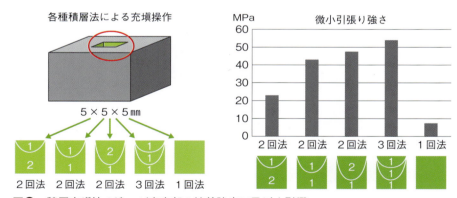

図❻ 積層充塡法の違いが窩底部の接着強度に及ぼす影響

3）解剖学的形態の再現

　コンポジットレジン修復で行われる積層充填操作では、基本的に最終エナメルシェードレジン層の充填完了まで実際の咬合接触状況を確認することができない。この点では、咬合器上での確認作業を経て作製される間接修復物と比較してあきらかに客観的再現性に劣り、充填操作完了後の調整量を減少させる努力が必要である。それには咬合面における標準的な小窩・裂溝の位置を把握し、温存された咬合支持点から移行的に咬頭・隆線の解剖学的形態を再現する必要がある。この観点から、機能咬頭など最重要な咬合支持点と連続する部位の充填操作から開始し、咬合面各咬頭を順次構築する方法が効率的である。隣在歯の咬頭傾斜と比較しながらコンポジットレジン充填量を調整し、健全歯冠形態と近似した機能咬頭内斜面の咬合接触状況を目標とする（CASE 2：**図2 l、m**）。

2. 隣接面エリアへのコンポジットレジン修復の注意事項

1）隔壁設置・充填操作を意識した窩洞外形の設定

　隣接面エリアでは、隣在歯との適切な接触点と歯間離開距離とを再構築することで、食片圧入を防止して歯周組織の安定を図る必要がある。しかし、この隣接面形態の適切な回復は難易度が高く、隣在歯との歯間離開距離によって使用する修復補助器具を適切に選択する必要がある。原発性う蝕の除去・窩洞形成を行う際の窩洞外形と、メタルインレー修復予後不良時の再発性う蝕の除去・窩洞形成を行う際の窩洞外形とでは、回復すべき隣接面形態に大きな差があり、後者ではその修復の難易度は急上昇する。

　原発性う蝕へのコンポジットレジン修復では、使用が予測されるマトリックスなどの修復補助器具に合わせた窩洞形態への誘導も可能である。とくにコンポジットレジン2級修復においては、温存された隅角部歯質の形態によって使用するマトリックスの種類は異なり、隣在歯との接触関係回復の難易度を左右する重要な要件となる。原発性う蝕の除去および窩洞形成では隅角部歯質が十分に温存されることが多く、隣在歯との離開距離が小さい場合には、平面的なマトリックスを選択する（CASE 1：**図1 e**）。一方で、隣在歯との離開距離が大きい場合には、三次元的な豊隆があらかじめ付与された立体的なマトリックスを選択し、コンポジットレジンで与えられた滑らかな隣接面形態によって適正な接触点を再構築する必要がある（CASE 3：**図7 c、d**）。

2）マトリックスの選択基準

　2級修復に使用する隔壁用のマトリックスは、「光透過性」よりも「薄さ」を優先してメタルタイプが選択されることが多い。一般に透明プラスチックマトリックスは厚さ約50μm、メタルマトリックスは厚さ約30μmで、隣接面部の歯間離開距離を最小限に設定して適切な隣接面接触点を再構築するためには、メタルタイプの選択が有利である。臼歯部修復においては基本的に垂直的な積層充填が行われ、咬合面側からの光照射が原則となるため、マトリックスの選択基準に光透過性は重要視されない（CASE 1：**図1 f**）。また、充填操作終了後の研磨操作が困難な部位へは、マトリックスの滑沢な表面性状を活かした充填面の確保が重要であり、積層充填時の気泡混入やレジン層間の間隙形成を防止する必要がある。

3）隣接面部マージンの研磨操作

　隣接面部コンタクトポイント直下の歯頸側マージンでは、マトリックスの適合状態が非常によくても、コンポジットレジンまたは接着材のバリは皆無ではない。同部位の研磨操作には、幅の狭いストリップスタイプの研磨器材を使用すると効果的である。滑沢な隣接面接触点部を研磨器材で損傷することなく、また緊密な接触関係を維持した状態で、歯質との移行的な辺縁部形態を獲得することを理想とする（CASE 3：**図7 i**）。

CASE 3：大規模2級窩洞（再発性う蝕）へのコンポジットレジン修復（図7a～j）

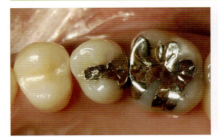

a：術前

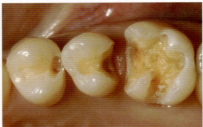

b：旧修復材料およびう蝕の除去

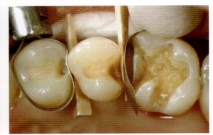

c：う窩洞形成終了後のマトリックス試適

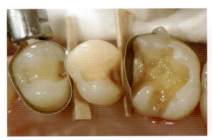

d：マトリックスの固定と接着の操作

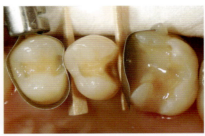

e：フロアブルレジンによる積層充填の第1層目

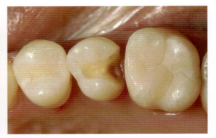

f：⌊4̲ ̲6̲ 充填完了

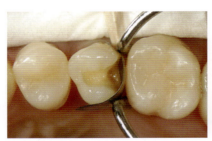

g：3Dマトリックスとリングタイプリテーナー

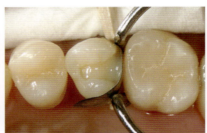

h：隣接面接触状態を意識した積層充填

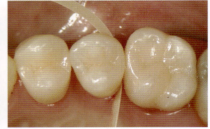

i：コンタクトポイントを温存した研磨操作

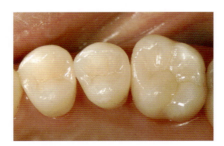

j：術後

【参考文献】

1) Amano S, Yamamoto A, Tsubota K, Rikuta A, Miyazaki M, Platt JA, Moore BK: Effect of thermal cycling on enamel bond strength of single-step self-etch system. Oper Dent, 31: 616-622, 2006.
2) 吉川孝子，Wattanawongpitak Nipaporn, 田上順次：窩洞内各面に対するコンポジットレジンの接着強さ．日歯保存誌，55(1)：97-102，2012.
3) Ogisu S, Kishikawa R, Sadr A, Matoba K, Inai N, Otsuki M, Tagami J: Effect of convergent light-irradiation on microtensile bond strength of resin composite to dentin. Int Chin J Dent, 9: 45-53, 2009.
4) Chikawa H, Inai N, Cho E, Kishikawa R, Otsuki M, Foxton RM, Tagami J: Effect of incremental filling technique on adhesion of light-cured resin composite to cavity floor. Dent Mater J, 25(3): 503-508, 2006.

OptraDam®

3D 立体構造ラバーダムシステム　オプトラダム

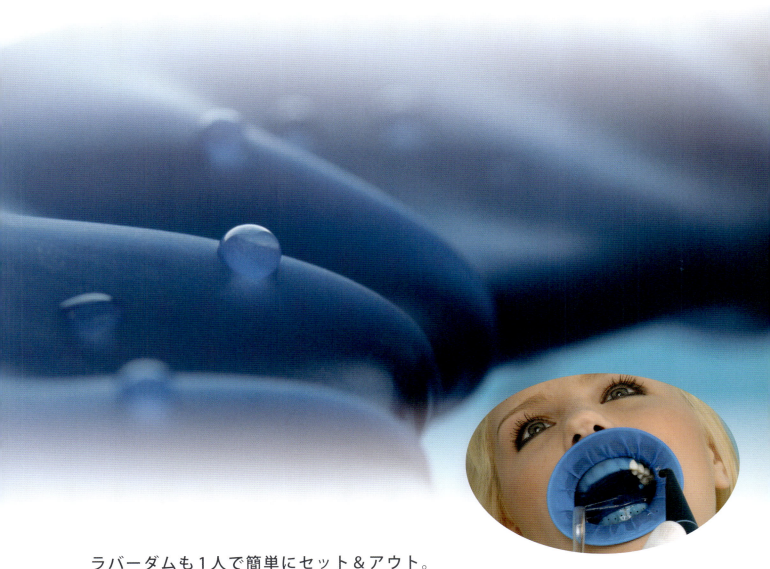

ラバーダムも1人で簡単にセット＆アウト。

- クランプやフレームが不要で、一人で簡単に装着でき、広い視野と術野を確保できます。
- 柔らかい素材で口唇をサポートし、立体構造のため自然に開口でき、患者さんの負担も抑えられます。
- レギュラーとスモールの2サイズで、幅広くご使用頂けます。

一般的名称：歯科用ラバーダム / 販売名：オプトラダム / 届出番号：13B1X10049IV0011 / 一般医療機器

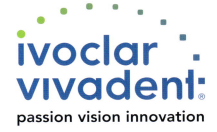

passion vision innovation

www.ivoclarvivadent.jp

Ivoclar Vivadent 株式会社　〒113-0033 東京都文京区本郷1-28-24 ｜ TEL 03-6801-1301 ｜ FAX 03-5844-3657

PR1011A01

10 前歯部楔状欠損へのフロアブルレジンの応用

辻本暁正　宮崎真至
日本大学歯学部　保存学教室修復学講座

フロアブルレジンが臨床にもたらす恩恵

多くの光重合型コンポジットレジン（光重合型レジン）が市販されているが、なかでも従来のペーストとは異なる特性を有したフロアブルレジンが注目されている。

フロアブルレジンは、ペーストの窩洞内における流れという特性に着目し、そのフロー性を特徴づけることを意図した製品である。臨床的に使用が簡便であること、あるいは適応症が多様であることなどから、臨床における使用頻度がユニバーサルタイプの製品を凌駕している。

このレジンの臨床使用の拡大に伴い、フローの程度を数段階に変更した製品が市販されるようになった。すなわち、そのフロー性の程度によって、ハイフロー（流れやすい）、ミディアムフロー、ローフロー（あまり流れない）およびインジェクタブル（形態保持性がある）などに分類されている。

このようなフロー性の違いは、マトリックスレジンの種類とともに、フィラーの形状、粒径あるいは表面処理などを調製することによってコントロールされている。とくにフィラー形状に関しては、各メーカーによっても異なるが、同一メーカーであっても製品によって違いがある（図1）。

フロアブルレジンへの臨床要求としては、良好な操作性はもちろんであるが、歯頸部充塡のみならず臼歯部修復に耐え得る機械的強度が挙げられるようになり、これを可能とした製品も市販されている。このような技術革新は、フロアブルレジンが機械的性質に劣るために、耐摩あるいは破折などを生じ、臼歯部への応用が困難であるというイメージを払拭するものであり、臨床応用の拡大に繋がっている。さらに、歯質強化を期待できるバイオアクティブ機能を付与した製品や、硬化深度を向上させることを目的としたバルクフィルタイプの製品も市販されており、多様な臨床に適用できるようになっている（図2）。

製品選択のポイント

フロアブルレジンは、シリンジあるいはユニドース（コンピュール）のいずれかの形態で供給され、金属あるいはプラスチックチップを用いて窩洞に填塞される。そのため、レジン充塡器を用いた対処が困難な部位の窩洞にも、比較的容易に填塞できる。

フロアブルレジンの臨床応用にあたっては、症例に適した流動性を有した製品を用いることはもちろんであるが、相応の充塡テクニックも必要となる。この修復材の特性を把握することが、修復治療の時間短縮に繋がるとともに審美性に富んだ処置を可能にする。

フロアブルレジンの流動性は、これをライナーとして用いる際には、窩壁の凹凸を整理するため、気泡を巻き込むことなく窩洞内面に均質に広がる

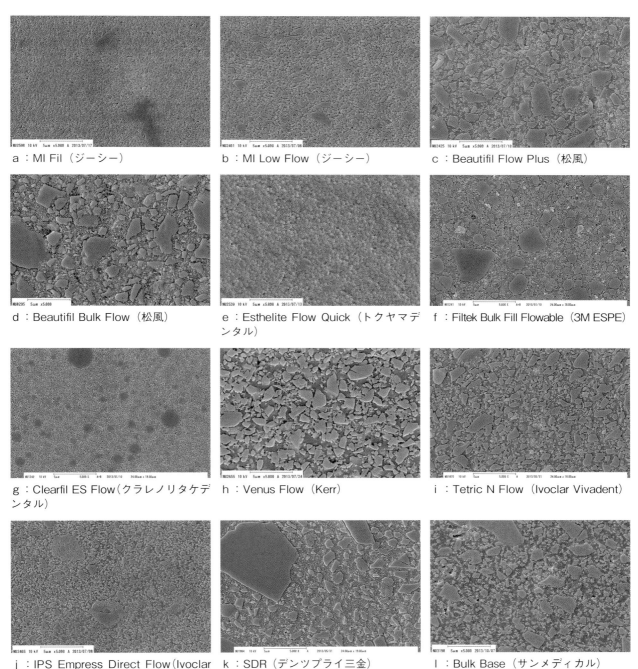

a：MI Fil（ジーシー）
b：MI Low Flow（ジーシー）
c：Beautifil Flow Plus（松風）
d：Beautifil Bulk Flow（松風）
e：Esthelite Flow Quick（トクヤマデンタル）
f：Filtek Bulk Fill Flowable（3M ESPE）
g：Clearfil ES Flow（クラレノリタケデンタル）
h：Venus Flow（Kerr）
i：Tetric N Flow（Ivoclar Vivadent）
j：IPS Empress Direct Flow（Ivoclar Vivadent）
k：SDR（デンツプライ三金）
l：Bulk Base（サンメディカル）

図❶ a〜l　代表的なフロアブルレジンペースト硬化物の走査電子顕微鏡写真

ことが要求される。一方、歯頸部修復においては、窩壁になじみながら流れにくい性状を示し、ペースト自体の表面張力によって自然なカントゥアを得ることが大切である。すなわち、窩洞内に填塞されたフロアブルレジンペーストが目的の部分に留まり、窩洞外に洩出することなく、形態を維持するという性質である。

さらに、フロアブルレジンを填塞するにあたり、容器の形態が手になじむとともに、押し出しが容易であることも要求される。また、ペースト填塞後のキレがよいことは、臨床においては必須の要求項目となる。もちろん、填塞されたレジンペー

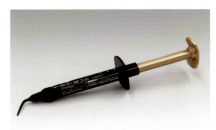
a：MI Fil（ジーシー）

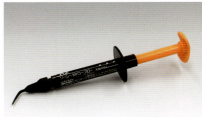
b：MI Low Flow（ジーシー）

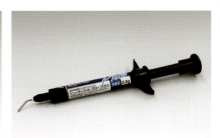
c：Beautifil Flow Plus（松風）

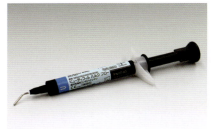
d：Beautifil Bulk Flow（松風）

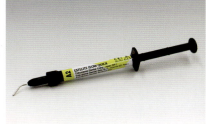
e：Estelite Flow Quick（トクヤマデンタル）

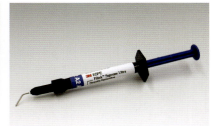
f：Supreme Ultra Flow（3M ESPE）

図❷ a〜f　代表的なフロアブルレジン製品

ストの細部にわたる形態は、探針状の充塡器でペーストを動かすことで、自由に変化させられることも望まれている。

　前歯部修復では、コンポジットレジンの研磨性とともに、光沢感の持続性は審美性という観点から重要である。研磨性に関しては、フィラー粒径が小さいほど優れるのだが、これはフィラー表面積の増大に繋がり、さらにフィラー添加率が減少することで機械的強度も低下する。そこで、微細なフィラーをレジンと混合し、硬化させたものを粉砕してフィラーとする有機複合フィラーが用いられるようになった。最近では、無機フィラー表面処理技術の向上によって、極めて微細なフィラーを高密度に均一分散させる技術が導入され、これによってセルフシャイニング（自己研磨）効果を発揮する製品も市販されている。

 臨床テクニック

　下顎前歯部がしみることを主訴として来院した。|1に歯頸部楔状欠損が認められる（図3a）。術野を明視するとともに、歯肉溝滲出液をコントロールするために歯肉圧排を行う（図3b）。その後、MIを可能とするダイヤモンドポイントを選択し、汚染面および硬化象牙質を一層削除する（図3c）。

　欠損部の形態によっては、辺縁封鎖性の向上およびレジンと歯質の移行性を得るためにベベルを付与し（図3d）、窩洞形成を終了する（図3e）。ワンステップのセルフエッチアドヒーシブを製造者指示条件に従って塗布し（図3f）、この薄膜を確実に重合させるように光照射を行う（図3g）。修復にあたっては、歯肉圧排にはじまる各ステップを確実に行うことが大切である。

　窩洞に対してフロアブルレジンを塡塞し（図3h）、単針状の充塡器を用いて解剖学的形態を付与し（図3i）、光照射を行う（図3j）。フロアブルレジンの塡塞操作においては、シリンジのチップ先端を窩洞のどこに位置づけるかが重要となる。チップ先端は、切端寄りの窩縁に位置づけてレジンペーストを押し出すようにするのがコツ

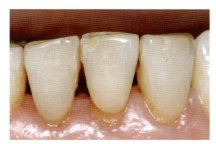

図❸a 歯頸部楔状欠損が認められる

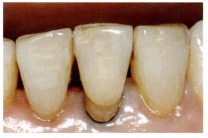

図❸b 歯肉圧排コードをポケットに挿入することで、欠損部を明視するとともに、歯肉溝滲出液を防止する

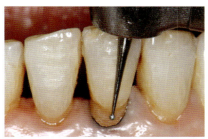

図❸c 歯面を一層削除する

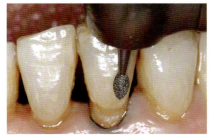

図❸d 窩縁形態を付与する。皿状の欠損形態では、これを省略できる

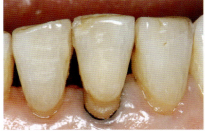

図❸e 窩洞形成が終了した状態。歯質の削除は、可及的に最小限とするように心がける

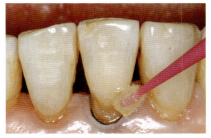

図❸f アドヒーシブの塗布に際しては、これを十分量とする。これによって、スミヤー層を除去するとともに、モノマーの浸透性が向上する

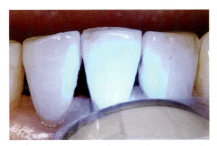

図❸g 光照射は窩洞に近接させて行うことで、十分な光エネルギーを供給する

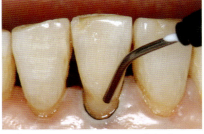

図❸h レジンペーストの塡塞時には、アプリケーターチップ先端を切縁寄りの窩壁に沿わせるように行う

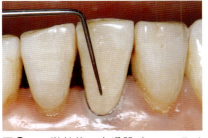

図❸i 単針状の充塡器（MMステインアプリケーター）を用いて解剖学的形態を付与する

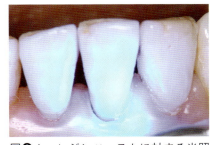

図❸j レジンペーストに対する光照射も、アドヒーシブに対するそれと同様な留意事項に沿って行う

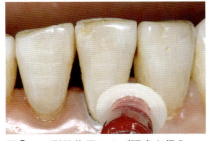

図❸k 形態修正および研磨を行う

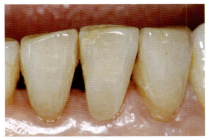

図❸l 審美的な修復のためには、器材の選択もまた重要な事項となる

である。こうすれば、レジンペーストが自然なカントゥアを保ちながら窩洞になじむはずである。

このような修復操作を確実に行えば、その後の形態修正や研磨操作は、極めて短時間で終了するはずである。次いで、形態修正および研磨操作を行い（図3k）、審美的な修復を終了する（図3l）。

11 臼歯咬合面修復へのフロアブルレジンの応用

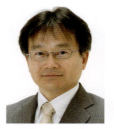
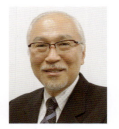

冨士谷盛興　千田 彰
愛知学院大学歯学部　保存修復学講座

● フロアブルレジンの躍進
　——インジェクタブルレジンの登場

　コンポジットレジン修復において、従来からペーストタイプのものが一般的に用いられてきた。ところが、近年、「フロアブルレジン」という新しいジャンルのレジンが開発され、とくに最近では「臼歯の咬合面にも使える」とパンフレットなどに謳われている直接修復（充塡）用の高強度のフロアブルレジン、すなわちインジェクタブルレジンが続々と市場に登場している。"流れるのに物性は本当に大丈夫？"などと疑問を抱き、その選択に悩む先生も非常に多いと思う。

　フロアブルレジンは、とくにシリンジから直接窩洞に流し込めるという、操作性の簡便さをはじめとする臨床的な利点が多い。そのため、日常臨床で使用する臨床家も、使用頻度も着実に増加している。最近では、ペーストタイプのレジンよりも、高強度のフロアブルレジン（インジェクタブルレジン）のほうが売れ行きがよいとの話も聞く。

　本項では、日常臨床においてフロアブルレジン、とくにインジェクタブルレジンを使いこなすための基礎知識について紹介する。

● インジェクタブルレジンのインパクト
　——レジン修復のパラダイムシフト

1.「修復用」の高強度フロアブルレジン
　　——インジェクタブルレジンの登場

　開発当初のフロアブルレジンは、物性がペーストレジンに比べて低かったため、その適応範囲は主としてライニングであった（図1）。修復に用いても、咬合圧がかからず、摩耗・咬耗にも比較的関係のない小さな窩洞や歯頸部窩洞などに限局されていた。

　ところが、近年のナノテクノロジーの著しい発展とその導入により、フィラーのナノサイズ化、フィラー表面のシラン処理技術や均一分散技術などが飛躍的に向上した（図2）。その結果、ペーストレジンの物性に匹敵するか、それを上回る高強度フロアブルレジンが開発され（図3）、咬合面窩洞を含む種々の症例における直接レジン修復に使用可能となった。

　このような状況下で、従来のフロアブルレジンと区別する意味で、直接修復にも使用可能な高強度フロアブルレジンの命名が必要となり、筆者らは「インジェクタブルレジン（直接注入可能なレジン）」と名付け、その名称を世に問うこととした[2,3]。

2．修復用レジンは2タイプの時代に
　　——レジン修復のパラダイムシフト

　インジェクタブルレジンは、その粘稠度によりハイフロー（非常に流れるタイプ）、ミディアムフロー、ローフロー（あまり流れないタイプ）、およびノズルから出たレジンが流れずにその形態を保持しているノン（ゼロ）フロータイプに分類される。

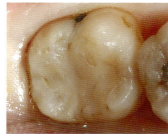
a：術前。軽度の冷水痛、咬合痛を訴えたので、患者の同意のもと再修復とした

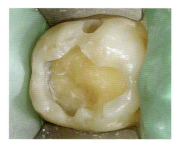
b：旧レジンを注意深く除去した。う蝕などの著変は認められず、何らかの原因で発生したレジン修復物と象牙質窩壁との間のギャップによる不快症状発現と診断した

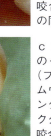
c：ミディアムフロータイプのインジェクタブルレジン（フィルテックシュープリームウルトラフロー）でライニング処置を施した。インジェクタブルレジンを用いると、咬合調整や仕上げ・研磨時に窩縁や小窩にライニング材が露出しても問題ない

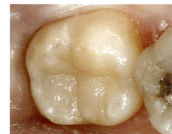
d：術後。不快症状は消失し、経過良好である。インジェクタブルレジンが重合収縮応力や咬合圧の緩衝層として働き、また良好なぬれ性により、レジン修復物の窩壁密着性が得られたことによるものと考えられる

図❶a〜d　インジェクタブルレジンによるライニング[1]

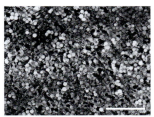
a：エステライトフロークイック（トクヤマデンタル）

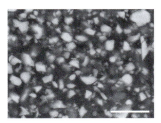
b：ビューティフィルフロープラス（松風）

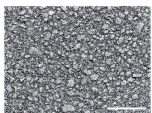
c：MIフィル（ジーシー）

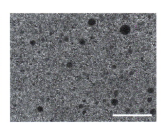
d：クリアフィルマジェスティESフロー（クラレノリタケ）

図❷a〜d　インジェクタブルレジンの組成を示すSEM像。いずれの製品もナノフィラーあるいはスープラナノフィラーの高密度充填、および均一分散が観察される。このナノ技術の躍進により高強度が実現された。バーは5μm（写真は各社のご厚意による）

　繰り返しになるが、インジェクタブルレジンは、ペーストレジンとほぼ同等以上の物性を有し、直接修復に使用可能なフロアブルレジンであり、フローの程度とはまったく関係がない。すなわち、ハイフロータイプ（エステライトフロークイックハイフロー、MIフローⅡ）といえども、その物性はかなり高い（図3）。

　したがって、いまや修復用レジンは、従来のペーストタイプと新しいインジェクタブルタイプの2タイプの時代に突入している。とくに、形態保持性を有するノン（ゼロ）フロータイプのインジェクタブルレジンが開発されたことなどにより、直接修復に使用する頻度がますます増えてきた。すなわち、ワックスアップ時の技工操作におけるドロップオン（ワックスコーン）テクニックとして使用することにより、自然な形態が簡易に短時間で再現することが可能となり[1,4〜6]、直接レジン修復のパラダイムシフトが起こっているといっても過言ではないだろう。

1級、2級（臼歯咬合面、隣接面）修復 ——インジェクタブルレジンを効果的に使う

1．窩底部ライニングと隣接面のボックス窩洞部塡塞

　レジン修復後に生じる褐線、不快症状あるいは

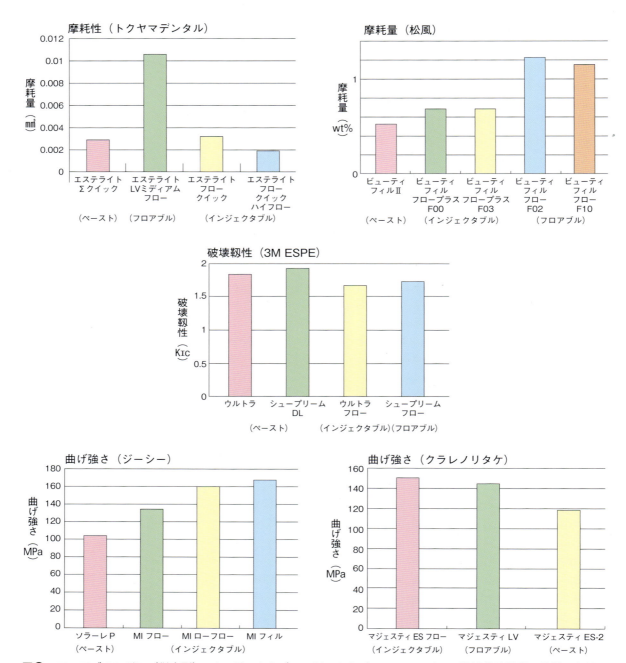

図❸ フロアブルレジン（従来型）、インジェクタブルレジンおよびペーストレジンの機械的諸性質の比較。各社レジンの代表的な物性を示す。いずれのインジェクタブルレジンもフロアブルレジン（従来型）あるいはペーストレジンと同等か、それ以上の物性を示す（データは各社のご厚意による）

　二次う蝕などを回避するためには、レジンが気泡なく窩壁にぬれ、その良好な窩壁密着適合性と強固な接着が必要である。ところが、臼歯部の1級や2級修復の場合、凸凹のある窩底部あるいは隣接面の歯肉側窩縁部、ならびにボックス窩洞部に、ペーストレジンを気泡なく塡塞するのは非常に困難である。

　そこで、レジン修復物の窩壁適合性を向上させ、象牙質・歯髄複合体の保護を図る目的で、窩底部をインジェクタブルレジンでライニングすること

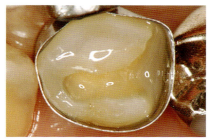
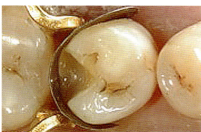

図❹ 窩底部のライニングと隣接面ボックス部の填塞[1)]。2級修復の場合、隣接面ボックス部を填塞後、そのまま窩底部のライニングを施すとよい。ぬれ性がよい（流れる）割には留まるフロー（ミディアムフロータイプ）を有するインジェクタブルレジン（フィルテックシュープリームウルトラフロー）が使いやすい

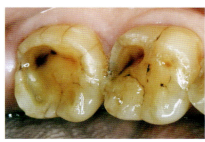
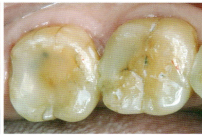

図❺ Tooth wearに伴う実質欠損はインジェクタブル修復の最適応症[6)]。摩耗、咬耗、酸蝕症などによる「広く浅い」欠損部の修復は、インジェクタブルレジンの最適応症であり、ペーストレジンでは不可能である。欠損部をコーティングするようなイメージで修復する。ローフロータイプが使いやすい

をぜひお勧めする（図1）。このとき、削除された象牙質部分をインジェクタブルレジンで補償し、平坦な窩底にするようなイメージで填塞すればよい。また、隣接面のボックス窩洞部の場合は、ボックス部をすべてインジェクタブルレジンで満たし、引き続き窩底部のライニングを行うと効率的である（図4）。いずれの場合も、インジェクタブルレジンが重合収縮応力や咬合圧の緩衝層として働く。また、良好なぬれ性によってレジン修復物の良好な窩壁密着性が得られ、術後の不快症状、褐線や二次う蝕の防止が期待できる。

2．Tooth wearに伴う歯の損耗にはインジェクタブルレジンしか使えない

根面う蝕の形態は、穿下性かつ輪状に広範囲に拡がるのが特徴である。したがって、隣接面部の奥までペーストレジンを運び気泡なく填塞することは、操作が非常に煩雑で困難である。そこで、臨床的エラーの少ない簡易な修復を施すためには、ノズルから直接注入可能なインジェクタブルレジン（ローフローあるいはノンフロータイプ）を用いることが推奨される。

また、摩耗、咬耗、酸蝕症などによる歯質表面の損失（損耗）は、歯質表面に広範囲にわたっている。さらに、う窩ではないので窩洞を形成するわけにもいかない。したがって、レジン修復物の辺縁のチッピングや咬合時のたわみを防止できるほどの厚みを十分に確保することは難しく、ペーストレジンによる修復は不可能である。このような歯の損耗部こそ、曲げ強さ、耐摩耗量、破壊靱性に優れたインジェクタブルレジン（ミディアムあるいはローフロータイプ）の適応症であり（図3）、広く浅い欠損部をコーティングするようなイメージで修復すればよい（図5）。

● インジェクタブルレジンの真骨頂——レジンコーンテクニックによる「簡易」「時短」「高品位」レジン修復

1．インジェクタブルレジンの追加塗布で凸カーブの咬頭隆線

学生時代に学んだ歯型彫刻を思い出していただきたい。自分がはじめて彫刻した咬合面形態、とくに咬頭隆線や小窩裂溝などの形態は、おそらく直線的であり、基本的に凸カーブで構成されている天然歯の形態にはほど遠い印象ではなかっただろうか。その理由の一つとして、彫刻刀の刃は直線〜凸カーブを呈しているため、よほど意識して

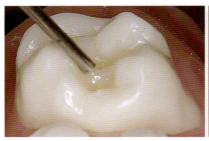
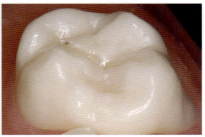

図❻　インジェクタブルレジンの追加塗布で咬頭隆線を自然な凸カーブにする[5]。少し控えめにペーストレジンで塡塞、形態付与・光照射した後、ノン（ゼロ）フロータイプのインジェクタブルレジン（ビューティフィルフロープラス F00、MI フィル、マジェスティ ES フロー ローフロー）で咬頭隆線や辺縁隆線を凸面で丸く仕上げると、自然感のある臼歯咬合面形態が付与できる。探針、あるいは金属製ノズル等で塗布するとよい

削らないかぎり彫刻した面は平面〜凹んだ面となる。同様に1級や2級のレジン修復においても、一塊で塡塞したペーストレジンを歯型彫刻のようにタービンで削り出しても、咬頭、咬頭隆線や辺縁隆線、あるいは小窩裂溝などの微妙な凹凸曲線の再現は非常に難しい。

そこで、ペーストレジンで控えめに塡塞、付形し、光照射効果後、ローフロー〜ノンフロータイプのインジェクタブルレジンで咬頭隆線や辺縁隆線を凸面で丸く仕上げると、非常に美しい咬合面形態の付与が可能となる。ノズルから直接塗布してもよいし、繊細な形態が必要な部分は探針を用いて塗布してもよい（図❻）。

2. レジンコーンテクニックによる「簡単」「時短」「高品位」のレジン修復

前述のようなテクニックに慣れてくれば、咬頭隆線や辺縁隆線などを初めからインジェクタブルレジンを用いて築盛しながら付形するとよい。ちょうど技工操作のワックスアップでいう「ドロップオンテクニック（ワックスコーンテクニック）」の要領である。残存歯質の曲面に移行的になるようインジェクタブルレジンを塗布、築盛していくので、常に自然感のある咬合面が再現できるとともに、咬合調整もあまり必要ない修復が可能となる。筆者らは、このテクニックを「レジンコーンテクニック」と名付けており[1,4〜6]、主としてノン（ゼロ）フロータイプのインジェクタブルレジンを駆使することで実現できる（図❼、❽）。

レジンコーンテクニックは、ペーストレジンによる一塊塡塞彫刻法のようないままでの塡塞技法とはまったく異なるテクニックである。ワックスコーンテクニックと同様、咬頭や隆線などの骨格から築盛していく技法であるため[5]、トレーニングにより塡塞技法や形態形成法に習熟する必要がある。しかし、一度慣れてしまうと、ノン（ゼロ）フロータイプのインジェクタブルレジンを駆使することにより、レジン修復の「操作の簡略化」と「時間の短縮」を図りつつも「高品位」の直接レジン修復が提供できる。

レジンコーンテクニックの詳細は、誌面の都合で今回は割愛するが、参考文献をぜひ参照していただきたい。

たかがインジェクタブルレジン、されどインジェクタブルレジン

本項では、ペーストタイプのレジンからインジェクタブルレジンにシフトしてレジン修復をすることを奨励しているわけではない。ペーストタイプのレジンとインジェクタブルレジンを、それらの併用も含め適材適所で使い分け、とくにインジェクタブルレジンを最大限に活かすことにより、

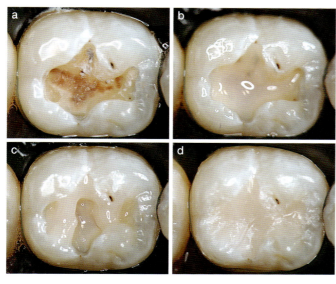

図❼ 咬頭隆線から築盛する1級インジェクタブル修復（レジンコーンテクニック）[4]
a：窩洞形成後
b：通法に従い、セレクティブエッチング、ボンディング処理後、窩底部にミディアムフロータイプ（フィルテックシュープリームウルトラフロー）でライニングを施した。このとき、黄色味の濃いシェード（A5など）を使用すると、小窩裂溝部がなんとなく黄みがかって自然観が醸し出される
c：まず、骨格である咬頭隆線をノンフロータイプ（ビューティフィルフロー F00）で築盛するのがポイントである。窩洞の幅が狭い場合は、辺縁部にインジェクタブルレジンを塗布した後、金属ノズルや探針などで「流し下げる」ように築盛付形する。窩洞の幅が広い場合は、中央付近の窩底よりインジェクタブルレジンを「流し上げる」ように築盛付形するのがコツ。必要に応じて、探針で追加塗布し、丸みなどの形態を付与する
d：仕上げ後

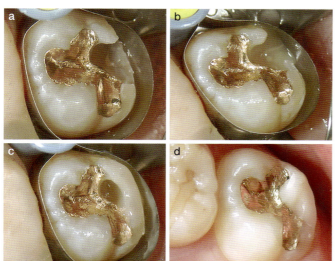

図❽ 隣接面フェンス、辺縁隆線から築盛する2級インジェクタブル修復（レジンコーンテクニック）[5]
a：窩洞形成、隔壁装着後
b：通法に従い、セレクティブエッチング、ボンディング処理後、隣接面ボックス窩洞部をミディアムフロータイプのインジェクタブルレジンで填塞（フィルテックシュープリームウルトラフロー）。ハイフロータイプは遠心に流れ出ることがあり、また、ノンフロータイプは、歯肉側窩縁に気泡を巻き込むことがあるので使用しないほうが無難
c：次いで、ノンフロータイプ（MIフィル）で隣接面フェンスや辺縁隆線を作ることがポイント。その後はマトリックスを外して修復操作を行う場合が多い。引き続き、もう一つの骨格である咬頭隆線を築盛後、あとは1級インジェクタブル修復と同様に調製する
d：仕上げ・研磨後

「操作の簡略化」と「時間の短縮」を図りつつ、「刺激のない」「美しい」直接レジン修復が可能となることを紹介した。その結果が「プチ自費修復」に繋がれば、その経済的効果は計り知れないものがある。たかがインジェクタブルレジン、されどインジェクタブルレジンである。

【参考文献】
1）冨士谷盛興, 千田 彰：インジェクタブルレジンを活かす！. 歯界展望, 122：1057-1065, 2013.
2）Fujitani M: MiCD treatment with new low-viscous composite resin ─ The dawn of a new era in adhesive dentistry ─. The 1st MiCD International Symposium at the 88th IADR General Session, Barcelona, 2010.
3）千田 彰, 冨士谷盛興：これ、いいね！フロアブル？何なの？インジェクタブルレジン. 日本歯科評論, 70：123-128, 2010.
4）千田 彰, 冨士谷盛興：MIフィル、MIローフローの特性を活かした修復テクニック～"インジェクタブル"による新たなレジン修復の展開. ジーシー・サークル, 140：12-18, 2012.
5）冨士谷盛興, 千田 彰：Injectable Hybrid Restorative を用いた高品位 MI 審美修復. Quint Dental AD Chronicle, 2012：92-97, 2012.
6）冨士谷盛興, 千田 彰：フロアブルレジンとペーストレジンの使い分け～簡単・時短で痛みのない美しいレジン修復を楽しもう～. デンタルダイヤモンド, 38：64-71, 2013.

12 おろそかにできない光線照射

山本一世
大阪歯科大学　歯科保存学講座

光線照射の歴史

　窩洞内に塡塞されたレジン系材料を重合させる形式は、重合開始剤と重合促進剤とを別々の粉・液、またはペースト中に添加し、これら2つの重合触媒を混和や練和することで反応させて重合が開始する化学重合（自家重合）方式から出発した。この方式は特殊な装置を必要とせず、レジン全体が均一に重合するため、窩底部のコントラクションギャップを発生させにくいといった利点を有するものの、操作時間に制約があり、さらに練和時に気泡が混入しやすいといった欠点があった。そのため、ワンペースト中に重合触媒を含み、光を照射することで光増感剤を励起させて重合する、光重合型レジンが考案された。

　最初に登場したのは紫外線重合型レジンで、これはペースト中に重合触媒としてベンゾインメチルエーテル（紫外線増感剤）を含み、これに水銀ランプを光源とする紫外線照射器からの光（波長360nm）を照射することで、増感剤を励起させて重合するものであった。世界初の光重合型レジンとして1970年代初頭に製品化されたが、重合深度が小さく、また紫外線の人体への為害性の問題もあり、広く普及するには至らなかった。

　一方、ほぼ同時期に可視光線重合型コンポジットレジンが英国で開発され、さらに米国において製品化されると、欧米を中心として広まるようになった。その後、種々の改良が加えられて世界的に普及し、光重合型レジンといえば可視光線重合型を指すようになった。

　可視光線重合型レジンには、重合開始剤として光増感剤のカンファーキノン（CQ：camphor quinone）と、重合を促進する還元剤として第3アミン（ジメチルアミノエチルメタクリレート、トリメチルバルビツール酸など）が配合されている。カンファーキノンの光吸収ピークは470nm付近にあり、この前後の波長の光照射によって励起し、さらに還元剤が励起したカンファーキノンに作用してフリーラジカルを発生し、これによってマトリックスレジンが付加重合していく。また、同一ペースト中に重合開始剤と促進剤が存在するため、重合禁止剤としてハイドロキノンが配合されてモノマーの保存性を高めている。

　現在では、可視光線照射器はコンポジットレジン修復以外の用途にも、光硬化型グラスアイオノマーセメントや接着性レジンセメント、光重合型覆髄剤、生活歯漂白用薬剤の活性化など、日常臨床において広く応用されている。

照射器の種類

　光重合型レジンの硬化には、470nm付近の波長がピークとなる光照射器が必要である。光照射器は電源部、光源部、光源冷却部と、光を誘導する導管部などで構成され、さらに照射時間を規定

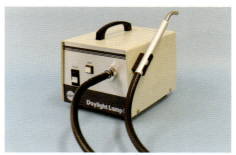

図❶　ハロゲン光源照射器（コンダクタータイプ）

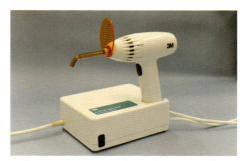

図❷　ハロゲン光源照射器（ガンタイプ）

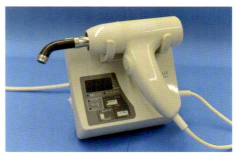

図❸　ハロゲン光源照射器（段階照射型）

するタイマーや電子音発生装置、光量チェッカーなどが組み込まれたものもある。コンポジットレジンやボンディング材の進歩とともに、光照射器も種々のものが開発されているが、現在、歯科臨床で使用されている光照射器は、光源の種類によって次の3つに大別される。

1．ハロゲン光源照射器

可視光線重合型レジンの誕生当初から使用されている照射器で、従来型可視光線照射器とも呼ばれる。一般に9.5V、50W、あるいは12V、75Wのハロゲンランプを使用しており、その有効波長はおよそ400〜500nmで、紫外線領域や赤外線領域などの不要な波長部分はフィルターによってカットされる。

初期のものは電源部、光源部、冷却部を一体とした本体部より、光ファイバーなどの光ケーブルを通して先端の照射ロッドから光を照射するもので、コンダクタータイプと呼ばれ（図1）、大型の冷却ファンを有するために光源部の冷却能力が大きく、長時間の連続照射には適していた。しかし、本体部の容積が大きく設置や運搬が不便であり、また光ケーブルの屈曲に柔軟性が乏しいなど、操作性にも難点があった。そのため、光源のハロゲンランプの先に光ロッドを取り付けたガンタイプのものが普及するようになった（図2）。これは照射器内部に光源ランプと冷却用ファンを内蔵しており、電源部と分離されているために操作性に優れ、また光源から光を誘導する導管が短いた

め光の減弱が少なく、大きな光量が得られるのが特徴である。しかし、光源ランプの冷却能力が小さいため、長時間、連続照射すると過熱のためにランプが損傷する恐れがあり、注意が必要である。

また、重合収縮の緩和を目的として可視光線を2段階に分けて照射する段階照射型も開発された（図3）。1回目の照射は低出力で照射して予備重合を行い、2回目に高出力照射で重合を完了するようにプログラムされている。

2．キセノン光源照射器

ハロゲン光源よりも高出力のキセノンランプを光源とし、その発光原理からプラズマアーク照射器とも呼ばれる（図4）。広い波長域を有しているため、フィルターで低波長と高波長の領域をカットしている。キセノンランプ、フィルター、冷却用ファン、電源を一つにまとめた大型のボックスと、照射ロッドおよび光ケーブルから構成されるコンダクタータイプであるため、使い勝手が少し悪く、また一般的にかなり高価である。また、

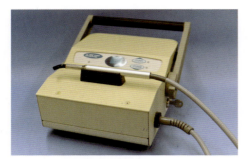
図❹ キセノン光源照射器

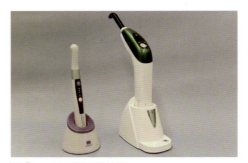
図❺ LED光源照射器

ハロゲン光源照射器よりもレジンの硬化に要する時間が大幅に短縮されることが期待されたが、重合収縮が一気に起きることや、製品によってはボンディング材やレジンと相性が合わず、重合が不十分となる恐れが指摘されるようになった。現在では多数歯にわたる矯正用ブラケットの装着や、生活歯漂白法に用いられることが主体で、コンポジットレジン修復の光照射器としてはあまり使用されなくなっている。

3. LED光源照射器

発光ダイオード（LED：Light Emitting Diode）を光源とする照射器である（図5）。当初は他の光源に比べて出力が低く、照射時間を延長するよう推奨されていたが、その後の進歩により、現在ではハロゲンランプ照射器よりも高い出力を有するようになった。LED光源は波長を調整できるため、歯科用の光照射器では470nm付近にピークをもつよう設定されており、他の光源のようなフィルターを必要としない。また、発熱が小さいために冷却用ファンも不要であり、消費電力が少なく、光源の寿命が長いことが特徴である。そのため、充電池を内蔵した小型・軽量のコードレスタイプのものが一般的で、コンポジットレジン修復においては、従来のハロゲン光源照射器に代わって光照射器の主流となりつつある。

光強度とレジンの重合

光重合型レジンの重合においては、個々のレジンが含有する光増感剤が感応する波長領域と、その領域における照射器の光強度が重要である。そのため、厳密には各々のレジンに適応した光照射器を使用するのが理想的であるが、実際の臨床では1つの照射器で複数のレジンを重合しているのが一般的である。照射チップから放射される光線の強度は均一ではなく、さらに平行光線ではないため、距離が離れるにつれて照射面積は拡大するが光強度は減弱する。一般に照射される光強度は距離の2乗に反比例するとされているので、できるだけレジン表面に照射チップを近づけて光照射することが大切である。

また、光強度はコンポジットレジン中を透過する間に、フィラーによる散乱やマトリックスレジンへの吸収のために減弱する。可視光線重合型コンポジットレジンの硬化深度は一般的に約3mmであり、これ以上は照射時間を延長したり、光強度の高い照射器を使用しても、硬化深度はあまり増加しないとされている（図6）。そのため、臨床において深い窩洞を修復する場合には積層充填法が必要となる（ただし、近年は光の透過性・拡散性を高めて硬化深度を大きくしたバルクフィルタイプのレジンも開発されている）。

また、可視光線照射器からの光はある程度歯質を透過するため、症例によっては窩洞の反対側から光照射して窩底部のコントラクションギャップを防止することや、照射時間を延長してアンダーカット部分の重合を促進することも有効である。

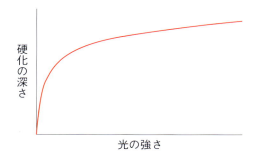

図❻ 硬化の深さと光の強さの関係（参考文献[1]より引用改変）

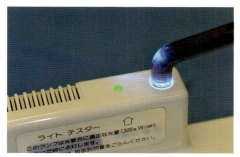

図❼ 照射器付属の光量チェッカーによる光強度のチェック

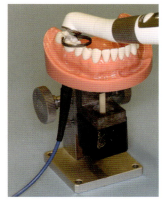

図❽a 歯肉壁における光強度の測定実験

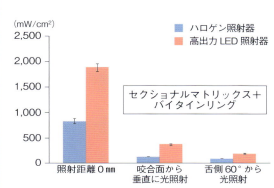

図❽b 歯肉壁における光強度

さらに、照射チップの先端にレジン等が付着したり、傷がついたりすると光強度が低下するため、チップ先端の清掃や損傷のチェックを心がけるとともに、ライトチェッカー等を用いて所定の光強度が得られているか、常にチェックすることが望まれる（**図7**）。

光重合型ボンディング材の硬化と光線照射

現在、コンポジットレジン修復のボンディング材はほとんどが光重合型である。コンポジットレジンは象牙質に対する接着強さの向上に伴って、あらゆる部位の修復に広く用いられるようになっているが、深い窩洞では光照射器の先端チップと窩底部に塗布されたボンディング材との距離が大きくなることが問題となる。とくに臼歯部の2級修復において、近年臨床で普及しているセクショナルマトリックスとバイタインリングの組み合わせは、従来の隔壁法と比較して、いっそう照射距離が大きくなる。また、後方臼歯の窩洞においては、患者の開口程度などによって照射チップを窩洞に対して垂直に保持できない場合なども考えられる。

ハロゲンランプ照射器とLED照射器の光強度を実験的に測定してみると、照射距離ゼロの場合と比較して、セクショナルマトリックスとバイタインリングを装着した2級窩洞の歯肉壁における光強度は、いずれの照射器でもかなり減衰していることがわかる（**図8a、b**）。このことから、臨床において長期耐久性のあるコンポジットレジン修復を行うためには、深い窩洞ではボンディング材に対して光照射時間を延長する、可及的に垂直方向から照射する、あるいは出力の大きな光照射器を使用すること等を考慮する必要があろう。

【参考文献】

1）田上順次，千田 彰，奈良陽一郎，桃井保子（監）：保存修復学21 第四版．永末書店，京都，2011．

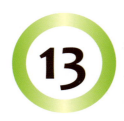

13 質感を得るための形態修正と研磨

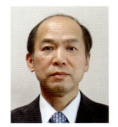

伴 清治
愛知学院大学歯学部　歯科理工学講座

　コンポジットレジン修復は、充填操作後の研磨表面が修復物の予後に大きな影響を及ぼす。すなわち、不良な研磨は、審美不良や口腔内の違和感、充填物の継続的な着色や変色、プラークの付着による二次う蝕や歯肉炎のリスク因子となる[1〜4]。したがって、コンポジットレジンの研磨に関する解説や研究論文が数多く発表されている[5〜10]。

　また、コンポジットレジン用の研削・研磨器具は、次々と新しい商品が市場投入され、需要と関心の高さを類推することができる。本項では、コンポジットレジン修復の質感を得るための形態修正と研磨をテーマに、最新の研削・研磨器具の紹介と、コンポジットレジン特有の研削・研磨挙動および研削・研磨方法について概説する。

コンポジットレジン用の研削・研磨器具

1．コンポジットレジン用研削・研磨器具の分類

　表1にコンポジットレジンの形態修正・研磨仕上げに用いられている研削・研磨器具を示すが、非常に多岐にわたることがわかる。また、研削・研磨器具は、形態修正、中仕上げ、仕上げ研磨および最終仕上げ研磨用に細分化されている。

　形態修正にはカーバイドバー（図1）、ダイヤモンドポイント（図2）、アルミナポイント（図3a）が用いられる。カーバイドバーの刃部はタングステンカーバイド（WC）とコバルト（Co）の焼結体が炭素鋼に結合されており、軸部は滅菌・消毒操作などに対する耐食性が向上するよう金メッキされている。

　中仕上げおよび仕上げ研磨には、ゴム結合材で、アルミナ、炭化ケイ素（SiC）、あるいはダイヤモンドの微粉末砥粒をステンレス鋼棒に固定した研磨材（図3b、4、5）が用いられる。CRポリッシャーPS（図3c）はポリフェニレンサルファイド樹脂棒が軸部に用いられている。

　最終仕上げ研磨として、微粉末のダイヤモンド砥粒を含有し、グリセリン等でペースト状にした研磨ペースト（図6、7）が提供されている。研磨クロス、研磨ブラシ（図8）にペーストをつけて研磨される。

　その他、使用部位に応じて特殊な形態の研削・研磨器具がある。たとえば、前歯唇面部等の平面部位に最適なディスク状の研削・研磨器具（図9）がある。また、臼歯咬合面等の複雑な部位には、渦巻き状でホイール形態のユニークな器具（図10）や、ダイヤモンド砥粒を含有した研磨ブラシ（図3d）が効果的である。また、隣接面の形態修正・研磨には研磨砥粒が結合されたストリップス状のものが使用されている。ストリップスの下地にはポリエステル（図11）、ステンレス鋼（図12）、ポリエチレンテレフタレート（PET）の薄板が用いられている。通常はアルミナが砥粒として用いられることが多いが、エピテックス（図13）の砥粒は炭化ケイ素である。

表❶ コンポジットレジン用研削・研磨器具

分類	商品名（販売）	用途	構造 作業部	軸部または板部
カーバイドバー	ジェットカーバイドバー（松風）	形態修正	タングステンカーバイド	炭素鋼棒にニッケルメッキ、または金メッキ
ダイヤモンドポイント	ダイヤモンドポイントFG（松風）	形態修正	ダイヤモンド砥粒、ニッケルメッキ、クロムメッキ	ステンレス鋼棒
	スムースカット（ジーシー）	形態修正 荒研磨	ダイヤモンド砥粒、ニッケルメッキ。75〜100μm(R)、50μm(f)、20〜30μm(ff)	ステンレス鋼棒
アルミナポイント	ホワイトポイントCA（松風）	形態修正	アルミナ砥粒をガラスで結合	ステンレス鋼棒
ラバーポイント	シリコンポイントC タイプCA（松風）	仕上げ研磨	ジルコン（ZrSiO$_4$）を合成ゴムで結合	ステンレス鋼棒
	シリコーンポイントFG Uタイプ（松風）	仕上げ研磨	炭化ケイ素（SiC）砥粒を合成ゴムで結合	ステンレス鋼棒
	コンポマスターCA（松風）	仕上げ研磨	ダイヤモンド砥粒を合成ゴムで結合	ステンレス鋼棒
	CRポリッシャーPS（松風）	仕上げ研磨	ダイヤモンド砥粒を合成ゴムで結合。コーン、ディスク、カップ	PPS樹脂棒
	プレシャイン（ジーシー）	中仕上げ研磨	#1,000（粒径10〜20μm）のアルミナ粒子を合成ゴムで結合	ステンレス鋼棒
	ダイヤシャイン（ジーシー）	仕上げ研磨	#6,000（粒径4〜8μm）の超微粒子ダイヤモンド砥粒をシリコーンゴムで結合	ステンレス鋼棒
ブラシ	ダイヤインブラシ	仕上げ研磨	ダイヤモンド砥粒含有アラミド繊維	真鍮ニッケルメッキ
ダイヤモンドペースト	ダイレクトダイヤペースト（松風）	つや出し研磨	ダイヤモンド砥粒、グリセリン、着色材	―
	ダイヤポリッシャーペースト（ジーシー）	つや出し研磨	粒径約1μmの超微粒子ダイヤモンド砥粒、酸化亜鉛、シリカ微粉末、グリセリン、キシリトール、パラベン、香料	―
ディスク	スーパースナップリボーン（松風）	形態修正、中および仕上げ研磨	形態修正用（黒、紫）は炭化ケイ素砥粒含有研磨シートを、中および仕上げ研磨用（緑、赤）はアルミナ砥粒含有シートを、PVCコアに接着	専用マンドレル
	ソフレックスポップオンおよびXT研磨ディスク（3M）	形態修正研磨	アルミナ砥粒をポリエステルディスク片面に被覆。XTは超薄タイプ。#280（荒）、#380（中荒）、#600（細）、#1,200（極細）	専用マンドレル
ホイール	ソフレックススパイラル研磨ホイール（3M）	仕上げ研磨	アルミナ砥粒を含有した弾性ポリマー、Finishing Wheel（研磨）、Polishing Wheel（つや出し）	専用マンドレル
ストリップス	ポリストリップス（松風）	隣接面研磨	アルミナ砥粒をフィルム片面に接着。粗粒（青）、細粒（緑）、微粒（黄）	ポリエステルフィルム
	ニューメタルストリップス（ジーシー）	隣接面研磨	アルミナ粒度#200（赤）、#300（青）、#600（緑）、#1,000（黄色）、幅2.6、3.3、4.0mm、厚み50〜120μm、長さ133mm	ステンレス鋼箔
	エピテックス（ジーシー）	隣接面研磨	炭化ケイ素粒度#280（ブルー）、#500（グリーン）、#800（グレー）、#1,200（ピンク）、幅5mm、厚み50μm、長さ10m	PETフィルム
	ソフレックス研磨ストリップス（3M）	隣接面研磨	アルミナ砥粒を片面に被覆。4種の砥粒サイズ	ポリエステルフィルム
	プラスチックストリップス（ニッシン）	隣接面研磨	アルミナ砥粒を片面に被覆。#280荒研磨（グリーン）、#600中荒研磨（イエロー）、#1,000仕上げ研磨（ホワイト）	PETフィルム

PPS：ポリフェニレンサルファイド、PET：ポリエチレンテレフタレート、PVC：ポリ塩化ビニル

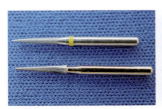
図❶ 上:ダイヤモンドポイントFG、下:カーボランダムバー（松風）

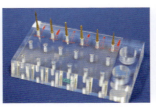
図❷ ダイヤモンドポイント（ジーシー）

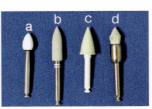
図❸ a:ホワイトポイント、b:コンポマスター、c:CRポリッシャーPS、d:ダイヤインブラシ（松風）

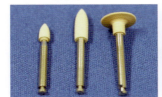
図❹ プレシャイン（ジーシー）

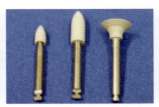
図❺ ダイヤシャイン（ジーシー）

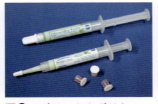
図❻ ダイレクトダイヤペースト（松風）

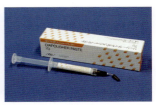
図❼ ダイヤポリッシャーペースト（ジーシー）

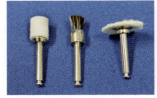
図❽ 研磨クロスおよびブラシ（ジーシー）

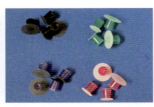
図❾ スーパースナップリボーン（松風）

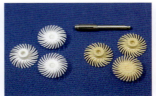
図❿ 左:ソフレックス スパイラル 研磨ホイール ホワイト、右:ベージュ（3M）、上:専用マンドレル

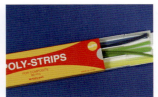
図⓫ ポリストリップス（松風）

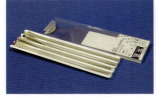
図⓬ メタルストリップス（ジーシー）

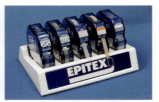
図⓭ エピテックス（ジーシー）

2. コンポジットレジン用研削・研磨器具の結合材と砥粒

コンポジットレジン用研削・研磨器具は、砥粒の材質・サイズおよび結合材の材質で形態修正用と研磨用に使い分けられている。各器具表面の走査型電子顕微鏡写真を用いて、その特徴を説明する。

ホワイトポイントは数十μmと大きなアルミナ砥粒をガラスで結合したものであり、形態修正に用いられる。プレシャインは10〜20μmのアルミナ粒子をゴムで結合したものであり、中仕上げ用となっている。コンポマスターおよびダイヤシャインは4〜8μmのダイヤモンド砥粒をゴムで結合（図14）したものであり、仕上げ研磨に用いられる。

ディスクタイプのスーパースナップリボーンは4ステップのシステムとなっており、形態修正用（黒および紫）は大きな粒子の炭化ケイ素砥粒、中仕上げ用（緑）には大きなアルミナ砥粒、仕上げ用（赤）には微細なアルミナ砥粒がそれぞれ含有された研磨シートが塩化ビニル（PVC）コアに接着されている。なお、仕上げ用（赤）は微細なアルミナ砥粒が凹凸をつけた状態で固定されている（図15）。また、現在販売されているキットには、直径12mmと8mmのディスクおよびホワイトポイント、ミニポイントがセットされており、前歯部だけでなく、臼歯部における形態修正から研磨工程に対応している。

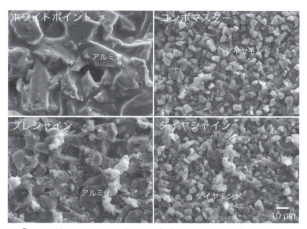

図⓮　4種のポイント表面の走査型電子顕微鏡写真

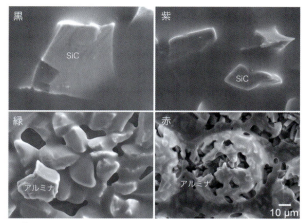

図⓯　4種のスーパースナップリボーン（松風）。表面の走査型電子顕微鏡写真

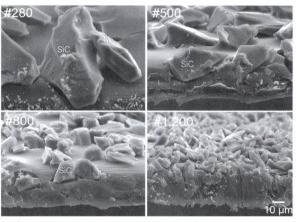

図⓰　4種のエピテックス（ジーシー）。表面の走査型電子顕微鏡写真

　ストリップスタイプのエピテックスは、幅が5mmと広いが、厚みは50μmと薄く、砥粒がアルミナではなく、炭化ケイ素と他のストリップスにはない特徴を有している。#280（ブルー）および#500（グリーン）では砥粒がフィルムの厚みより大きく、まばらに固定されていることがわかる。#800（グレー）で砥粒は厚みとほぼ同じとなり、#1,200（ピンク）では小さな砥粒が密に結合されている（図16）。

コンポジットレジンの研削・研磨挙動

1．切削・研削・研磨の定義

　切削・研削・研磨は歯科修復物の表面加工法として汎用されているが、日常的な表現は混同されていることが多い。切削（Cutting）とは刃物で削り取る加工操作であり、切屑（Chip）を生じる。加工効率はよいが、表面は荒れた面となりやすい。
　一方、研削（Grinding）とは砥粒で加工物を削り取る操作を意味し、削片を生じる。加工効率は高くはないが、表面は比較的なめらかな面となる[11]。金属とは異なり、コンポジットレジンの場合は切削も研削も削片を生じ、両者の違いは明確ではない。本来は切削に分類されるカーバイドバーと、研削に分類されるダイヤモンドポイントをはじめとする研削器具を用いた場合は同じ現象が生じている。切削および研削は加工物の表面を削り、寸法や形態を修正するための操作である。一方、研磨（Polishing）は加工物表面の付着物および凹凸を除去し、滑沢面にすることである。

2．コンポジットレジンの研削・研磨挙動

　均質な金属やジルコニアとは異なり、コンポジットレジンは硬いフィラーと軟らかいレジンから構成されている。したがって、コンポジットレジンのフィラーの種類やサイズと研削器具に使用されている砥粒の材質・サイズの組み合わせにより、コンポジットレジン側で生じる現象は変わってくる。今回、コンポジットレジンのフィラーの大きさや種類が異なる2種類のコンポジットレジンに対して各種研削・研磨器具を適用した場合、

表面性状にどのような違いが現れるか、確認を行った。

コンポジットレジンとして、ミクロンオーダーのガラスフィラーを用いた従来型コンポジットレジンであるクリアフィル AP-X（クラレノリタケデンタル）、およびサブミクロンガラスフィラー（表面処理バリウムガラス）とクラスターフィラー（表面処理シリカフィラー）を含有するクリアフィルマジェスティ ES フロー（クラレノリタケデンタル）[12]の2種類の硬化体を用いた。

また、研削・研磨器具としては、ダイヤモンドポイント（ダイヤモンドポイント FG：松風）、アルミナポイント（ホワイトポイント：松風）、ゴム結合材ダイヤモンドポイント（コンポマスター：松風）を適用し、これらの研削・研磨器具で両コンポジットレジンを研削・研磨したものを試験試料とした。

試験後の表面の走査型電子顕微鏡写真を図17に示す。処理前はガラス板にプレスした状態で光照射（VALO キュアリングライト、1,000mW/cm^{2}で20秒間）・重合した表面であり、最も滑沢である。最表層はレジンマトリックスで覆われている。ダイヤモンドポイントおよびアルミナポイントに使用されている各砥粒は、コンポジットレジン中に含まれているフィラーよりも圧倒的に大きなサイズである。材質もダイヤモンドおよびアルミナであり、フィラーよりも硬い。したがって、軟らかいレジンが優先的に削られるだけでなく、フィラー自体も破損しながら削片として飛ばされていくため、表面は荒れやすい（図18左）。このように、研削能力が高いことから、一般的にこれらの研削器具は、コンポジットレジン修復物の形態を修正するために用いられている。

一方、ゴム結合材ダイヤモンドポイントでは、コンポジットレジン中に含まれているフィラーは飛ばされることなく、フィラーもレジンも均等に研磨されていく[13]（図18右）。クリアフィルマジェスティ ES フローのフィラーはいかなるポイントの砥粒よりも微細であるため、より滑沢な面が得られる。研磨後の表面を観察すると、2～3μmの丸いクラスターがみられる。これは、フィラー自体が欠落してもサイズが小さく、レジンの摩擦による温度上昇・軟化・塑性変形により凹凸が消滅し、滑沢な表面が得られるためと考えられる。

3．ゴム結合材の研削・研磨器具の挙動

上述したように、滑沢面が得られているのは、結合材が弾性体のゴムであることが大きく貢献している。研削性能は砥粒の種類、砥粒の大きさ、砥粒の結びつきの強さ、砥粒率の大小、結合材の種類に影響される[14]。結合材をガラスや金属などの剛性体から、弾性体のゴムに変えることにより、表面での挙動は大きく変化する。すなわち、結合

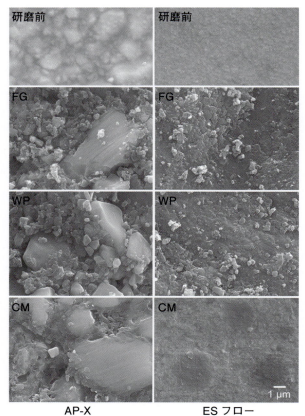

図⓱ クリアフィル AP-X およびクリアフィルマジェスティ ES フローの研磨前およびダイヤモンドポイント（FG）、ホワイトポイント（WP）、コンポマスター（CM）で研磨した表面の走査型電子顕微鏡写真

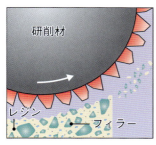
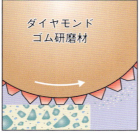

図⑱ 研削・研磨材によるコンポジットレジン表面の変化模式図

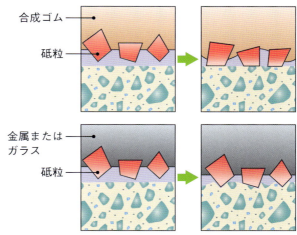

図⑲ 結合材の違いによる研磨挙動の違いの模式図

材がゴムの場合は、砥粒が被削体表面と接触するとゴムが変形し、砥粒は接触角度がある程度変化し、摩擦抵抗が小さい状態になって接触する（アタリが軽減する）[11]ものと推定される（図19上）。したがって、ゴム結合材を用いたものが研磨器具として用いられている。

一方、同じ粒径のダイヤモンド砥粒であっても、結合材がガラスや金属の剛性体では、砥粒は結合されていた状態で被削体に接触するため（図19下）、摩擦抵抗が大きい状態で接触するものと考えられる。したがって、研削後の表面状態は弾性体のゴム結合材の状態とは異なってくる。

コンポジットレジンの研削・研磨方法

1．各社推奨の研削・研磨手順

研削・研磨器具メーカー各社によりコンポジットレジンの形態修正・研磨仕上げの各器具を組み合わせた推奨手順が呈示されている。

松風：①充填後、ダイヤモンドポイントFG、カーバイドバー、ホワイトポイントのいずれかで形態修正、②CRポリッシャーPSまたはコンポマスターで仕上げ研磨する。中仕上げ研磨が不要で、ワンステップで光沢仕上げを可能としている。

ジーシー：①充填後、スムースカットで形態修正、②プレシャインで中仕上げ研磨、③ダイヤシャインで仕上げ研磨、④ダイヤポリッシャーペーストでつや出し研磨する。

3M：①充填後、ソフレックスポップオン研磨ディスク（荒）で形態修正、②ソフレックスポップオン研磨ディスク（中荒）で中仕上げ、③ソフレックススパイラル研磨ホイール（ベージュ）で荒磨き、④ソフレックススパイラル研磨ホイール（ホワイト）でつや出し研磨する。

その他の因子として、回転数の影響も極めて大きく、摩擦熱の発生しやすいものは各社とも低い回転数を指示している（表2）。CRポリッシャーPSは、5,000rpm以下と最低の回転数が指示されている。ディスクタイプは乾燥下で、ディスクのしなりを利用する。ディスクタイプは、形態修正時は低速回転で、研磨仕上げの場合は回転数を少し速くする。

2．部位別の標準的研削・研磨術式

前歯舌面および臼歯咬合面、歯頸部の処理にはポイントタイプが主に用いられる。

隅角の処理にはディスク、あるいはホイールタイプが用いられる。隣接面は、各社ともストリップスによる手動研削・研磨が主流である。しかし、ストリップスによる形態修正は非常に困難であるため、充填時にバリが出ないようにすることが一番であり、さらに、ストリップスによる隣接面の研磨の際は歯肉を傷つけないように注意する[8]。

前歯唇側面などの平滑面の研磨は審美性がとくに必要とされ、ポイントおよびディスクタイプが適用される。一般にはポイントタイプよりも、ディ

表❷ コンポジットレジン研削・研磨時の許容回転数と注意事項

分類	商品名（販売）	許容回転数（rpm）	注意事項
カーバイドバー	ジェットカーバイドバーFG（松風）	300,000以下（形態により異なる）	注水下でソフトタッチ
ダイヤモンドポイント	ダイヤモンドポイントFG（松風）	300,000以下（形態により異なる）	注水下でソフトタッチ
	スムースカット（ジーシー）	300,000以下、ffは100,000以下	注水下でソフトタッチ
アルミナポイント	ホワイトポイントCA（松風）	30,000以下	注水下でソフトタッチ
ラバーポイント	シリコンポイントCタイプCA（松風）	20,000以下	―
	シリコンポイントFG Uタイプ（松風）	20,000以下	発熱が大きい場合は水冷
	コンポマスターCA（松風）	20,000以下	乾式でソフトタッチ
	CRポリッシャーPS（松風）	5,000以下	水で濡らす
	プレシャイン（ジーシー）	15,000～25,000で30,000以下	注水またはエアー冷却下
	ダイヤシャイン（ジーシー）	15,000～25,000で30,000以下	注水またはエアー冷却下
ブラシ	ダイヤインブラシ	3,000以下	
ダイヤモンドペースト	ダイレクトダイヤペースト（松風）	5,000以下	併用材料：バフディスク
	ダイヤポリッシャーペースト（ジーシー）	10,000以下	併用材料：ブラシ、研磨フェルト
ディスク	スーパースナップリボーン（松風）	15,000以下	―
	ソフレックスXT研磨ディスク（3M）	CおよびMは約10,000 FおよびSFは約30,000	
ホイール	ソフレックススパイラルホイール（3M）	15,000～20,000	―

スクタイプのほうが光沢感を得られやすい[8]。

3. 研削・研磨後のコンポジットレジンの表面粗さ

図20にコンポジットレジン（クリアフィルAP-Xおよびクリアフィルマジェスティ ESフロー）表面を、各社の推奨する各種研削・研磨器具で順次処理した後の表面粗さ（RaおよびRz）を示す。図17に示したように、ガラス板に圧接状態で重合した表面（as）が最も小さい表面粗さを示す。ダイヤモンドポイント（SC）、タングステンカーバイドバー（WC）、ホワイトポイント（WP）で研削した場合、従来型フィラーのクリアフィルAP-Xは、RaおよびRzともミクロフィラーのクリアフィルマジェスティ ESフローより有意に大きな値を示した。仕上げ研磨により表面粗さは小さくなっていくが、上記の関係は変わらない。

また、ダイヤモンドペーストはコンポジットレジンの表面を最も滑沢にするという報告もあるが[15]、今回ダイヤモンドペースト（DDおよびDP）で仕上げ研磨した場合、必ずしも期待した結果にはならなかった。最も安定して良好な結果が得られたのは、ディスクタイプ（SB、SP、SG、SR）である。単純な条件設定で行われる実験室での結果では、ディスクタイプが最良の結果を示すことが多い。しかし、臼歯部の裂溝等の複雑な部位には使用できないなど、臨床現場では必ずしもオールマイティではないことも指摘されている[7]。

4. コンポジットレジンの研磨の特殊性

コンポジットレジンの研磨の難しさは、金属やジルコニアとは異なり、マトリックスのレジンが架橋しているとはいえ、熱により軟化するため、研磨の熱により塑性変形して荒れやすいことが挙げられる。したがって、水冷しながらの研磨が推奨されるが、器具によっては乾式と明記してある（表2）。

一般的に、研削・研磨器具に含まれる砥粒の粒径が大きいほど、より高い研削性を示すが、表面の粗さも大きくなる。したがって、砥粒が大きいものから砥粒の小さなものに順次変更されるべきである。順次研削していくことが、最も効率的に表面粗さを軽減でき、次のステップである研磨に早期に移行することができる。器具交換が数回に及ぶと煩雑であるが、途中のステップを省略すると、意図した滑沢面が得られない場合がある[7]。

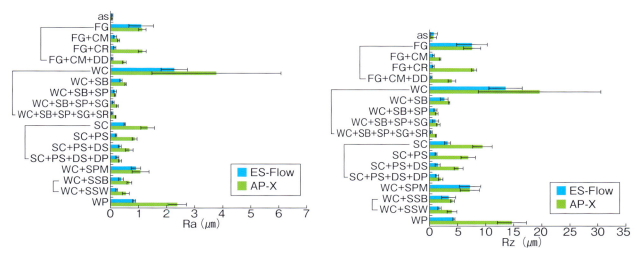

図⓴ コンポジットレジン（クリアフィル AP-X およびクリアフィルマジェスティ ES フロー）表面を各種研削・研磨器具で処理した後の表面粗さ（Ra および Rz）。as：ガラスに圧接して重合した無処理表面、WC：ジェットカーバイドバー（松風）、FG：ダイヤモンドポイント（松風）、WP：ホワイトポイント CA（松風）、CM：コンポマスター CA（松風）、CR：CR ポリッシャー PS（松風）、DD：ダイレクトダイヤペースト（松風）、DI：ダイヤインブラシ（松風）、SB：スーパースナップリボーン 黒（松風）、SP：スーパースナップリボーン 紫（松風）、SG：スーパースナップリボーン 緑（松風）、SR：スーパースナップリボーン 赤（松風）、SC：スムースカット（ジーシー）、PS：プレシャイン（ジーシー）、DS：ダイヤシャイン（ジーシー）、DP：ダイヤポリッシャーペースト（ジーシー）、SPM：シリコンポイント C タイプ（松風）、SSB：ソフレックススパイラルベージュ（3M）、SSW：ソフレックススパイラルホワイト（3M）

研磨するときの荷重の影響も大きく、研磨荷重が大きいほど、一般に削除量と表面粗さが大きくなる。この性質を利用して、荷重を大きくして中仕上げし、荷重を小さくして研磨仕上げすることができるのが、ワンステップ研磨用とされるコンポマスター（松風）である[7]。このように、研磨ステップを短縮化できる研磨器具は魅力的であるが、コンポジットレジンの種類によって研磨効果は異なる場合があるため[10]、症例に応じて最適な研削・研磨器具を採用することが望ましい。

【参考文献】

1) Shintani H, Satou J, Satou N, Hayashihara H, Inoue T: Effects of various finishing methods on staining and accumulation of Streptococcus mutans on composite resins. Dent Mater, 1：225-227, 1985.
2) Kaplan B A, Goldstein G R, Vijayaraghavan T V, Nelson I K: The effect of three polishing systems on the surface roughness of four hybrid composites: A profilometric and scanning electron microscopy. J Prosthet Dent, 76: 34-38, 1996.
3) Bollen C M L, Lambrechts P, Quirynen M: Comparison of surface roughness of oral hard materials to the threshold surface roughness for bacterial plaque retention: A review of the literature. Dent Mater、13: 258-269, 1997.
4) Reis A F, Giannini M, Lovadino J R, Ambrosano G M: Effects of various systems on the surface roughness and staining susceptibility of packable composite resins. Dent Mater, 19: 12-18, 2003.
5) 松本 敦、他：コンポジットレジン仕上げ用ダイヤモンドポイントの表面性状とコンポジットレジン研磨面との関連について．歯科材料・器械，8：455-466，1989．
6) 細田裕康，山田敏元，木元 徹：コンポジットレジンの研磨法に関する研究―シリコンカップハードの試作と研磨性能―．歯科材料・器械，8：144-154，1989．
7) 宮崎真至，小野瀬英雄：コンポジットレジン研磨法の新しいコンセプト．歯界展望，95：1071-1078，2000．
8) 秋本尚武，桃井保子著：レジン充填でいこう［使いこなしのテクニック］．永末書店，京都，2002：44-47．
9) 丸山慶四郎，石川明子：コンポジットレジン仕上げ研磨表面の評価．日歯保存誌，54：48-60，2011．
10) 芹田枝理，大橋 桂，二瓶智太郎：ワンステップ研磨材によるコンポジットレジンの表面性状．日歯保存誌，57：510-518，2014．
11) 伴 清治：歯科用ジルコニアの材料科学入門 第6回ジルコニアの研磨に用いる器材とは？．補綴臨床，47：330-341，2014．
12) 中山 温，池永義美：日本の製品．日本歯科理工学会誌，32：287-288，2013．
13) 弓山直輝，出口幹人：第7章 研磨材，歯科技工別冊 臨床技工材料学．医歯薬出版，東京，2012：144-149．
14) 渡辺半十、研削砥石の構造とその性能について．日本ゴム協会誌，30：273-281，1957．
15) Güler A U, Güler E, Yücel A Ç, Etras E: Effects of polishing procedures on color stability of composite resins. J Appl Oral Sci, 17: 108-112, 2009.

14 メインテナンスと修復治療の実際

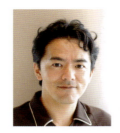

岸川隆蔵
東京都・MIデンタルクリニック三宿池尻

メインテナンス時のチェック項目

近年、Minimal Intervention（MI）の概念に基づいた治療の普及において、コンポジットレジンを修復治療の第1選択とする症例が確実に増加している。

臼歯の修復物において、保険治療ではいままで金銀パラジウム合金を使用するのが一般的であり、精密鋳造修復は高品質な治療法であると思われるが、審美性の面から患者に必ずしも歓迎されているわけではない。コンポジットレジンの強度を懸念する臨床家も多いが、約20年に及ぶ臼歯の2級修復の臨床評価では、コンポジットレジン修復はメタルインレー修復と比較し、少なくとも同等、あるいはそれ以上の生存率を示すという報告もある[1]。

臼歯部にコンポジットレジンを用いて修復することに対し、20年ほど前に最大の問題とされていたのは耐摩耗性の低さである。光重合型コンポジットレジンの開発とフィラー配合技術の進歩に伴い、コンポジットレジンの耐摩耗性は大きく向上し、いまでは、逆に対合歯の摩耗が危惧されるような間接法用コンポジットレジンも市販されている。

したがって、現在ではコンポジットレジン材料の機械的性能の不足により、咬合面における広範囲の修復に用いるべきではないとの考え方は払拭

されている。もちろん、金属やセラミックスと比較すれば、コンポジットレジンは摩耗しやすい材料といえるが、修復材料の理想的な摩耗性は、咀嚼や歯ブラシの使用において、天然歯のエナメル質と同程度に摩耗することであるとされている。現在では、適切な接着手技が実践できる口腔内環境であれば、すべての症例においてコンポジットレジン修復で対応できると考える。

また、メインテナンス時の咬合調整により、咬合由来の接着破壊を極力減らすことも可能であると考えられる。咬合調整は咬合力を多数歯に分散させ、かつ歯軸方向に伝達させることにより、上下顎歯列の安定した咬合接触関係を作ることを目的としているため、歯面の削合やコンポジットレジンを用いた歯面への添加も有効になってくると思われる。

現在の接着材やコンポジットレジンの性能は20年前のものと比較するとはるかに改善されているため、優れた材料を選択し正しく使用すれば、非常に信頼性の高い治療となる。

前歯の審美性の改善にもコンポジットレジンを使用すれば、MIと審美を両立させることができる。とくにエナメル質の接着は容易でコンポジットレジンのシェードも豊富であり、表面の光沢性にも優れ、長期間経過しても色調変化はなく、光沢が失われることは少ないと考えられる。もちろん、口腔内でコンポジットレジン修復が良好な予

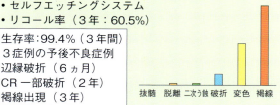

図❶ 保存治療専門医が行ったコンポジットレジン修復の生存率は3年予後で99.4%であり、501症例中再治療を行った3症例は、辺縁破折、CR一部破折、褐線出現がそれぞれ1症例ずつであった[2]

図❷ Class I〜Vの87窩洞にコンポジットレジン修復を行った。10年経過後、マージントラブルは認められたが、再修復や補修を必要とするものはなかった[3]

図❸ 59報の良質な臨床研究（数百〜数千症例）（1966〜2011年）で58のCR、38の接着システムを用いたClass I and II（臼歯部）に対してコンポジットレジン修復を行った。10年での成功率は92%であった[4]

後を獲得するには、メインテナンスが必須である。表面荒さとプラークリテンションには相関関係があることから、研磨直後の表面正常を維持管理するため、当院では通常3〜6ヵ月ごとのメインテナンスを推奨しており、必要であればレジン面をダイヤモンドポイントのスーパーファイン（GCスムースカット：ジーシー）およびシリコンポイント（松風）にて形態修正および研磨を行う。コンポジットレジン修復後のメインテナンス時におけるチェックポイントは充填物の変色、摩耗、咬耗、マージン部の褐線、チッピングなどが挙げられる。

補修修復の考え方とその適応

二階堂ら[2]によれば、保存治療専門医が行ったコンポジットレジン修復の生存率は3年予後で99.4%であり、501症例中再治療を行った3症例の予後不良症例は、辺縁破折、CR一部破折、褐線出現がそれぞれ1症例ずつという報告であった（図1）。

また、秋本らの報告[3]によれば、2人の術者で行った87窩洞のコンポジットレジン修復において10年経過後にマージントラブルは認められたが、再修復や補修を必要とする重篤なものではなく、臨床的に許容され、二次う蝕や脱落は認められなかった（図2）。

Heintzeらの報告[4]では、臼歯部の1級または2級修復において10年での成功率は92%であり、再治療の主な原因はCR破折とマージン部の二次う蝕がみられたものの、合わせてもたった6%であった（図3）。また、このなかにはカリエスリスクの問題もあったとされている。カリエスリスクは当然コンポジットレジン修復の生存率に影響を与えるが、う蝕治療へのコンポジットレジン修復において早期の脱落や二次う蝕は、もはや臨床的な問題ではないと思われる。

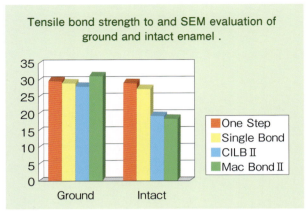

図❹ セルフエッチングプライマーを使用した場合、接着強度の点からは未切削エナメル質にはリン酸によるエッチングが有効であり、切削エナメル質にはエッチングは不要である[5]

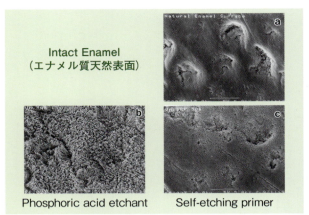

図❺ エナメル質天然表面にセルフエッチングプライマーを作用させても、表面性状にあまり変化はみられなかった（写真は東京医科歯科大学う蝕制御学分野より提供）

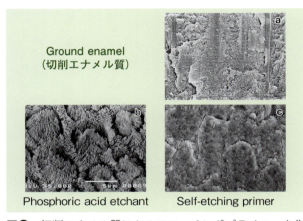

図❻ 切削エナメル質にセルフエッチングプライマーを作用させたところ、表面性状に変化がみられた（写真は東京医科歯科大学う蝕制御学分野より提供）

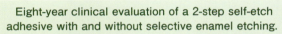
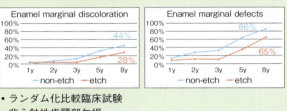

- ランダム化比較臨床試験
- 非う蝕性歯頸部欠損
- 29患者、100窩洞
- メガボンド＋Clearfil AP-X
- リコール率（8年：76%）

Non-etch vs. etch

図❼ 8年経過後の100窩洞の楔状欠損に対するコンポジットレジン修復において、マージンにおける着色と破折にエナメル質に対するリン酸エッチングは有効であった[6]

　よって、メインテナンスを行うにあたって大事なことは、再修復（replace）よりも再研磨（refurbish）と補修修復（repair）となる。すなわち、修復物表面に限局した着色あるいは粗造面に対しては、再研磨を行うことによって表面性状を整え、健全歯質の可及的な保存のため、再修復よりも補修修復を優先されるということである。いずれにせよ、コンポジットレジン修復で起こりやすいのはマージントラブルであり、これは再研磨と補修修復によって対応可能である。

　マージントラブルの原因として考えられる接着の問題では、接着材の変色、カリエスリスクに伴う二次う蝕、応力による辺縁の破壊などが挙げられる。また、接着修復操作の問題では、コンポジットレジンの意図しないはみ出しやギャップ、研磨の不備、接着操作の誤りなどである。

　また、マージントラブルを減らすため、近年ではセレクティブエナメルエッチングという手法も取り入れられている。金村ら[5]によると、接着強度の点からは未切削エナメル質にはリン酸によるエッチングが有効であり、切削エナメル質にはエッチングは不要であると報告されている（図4

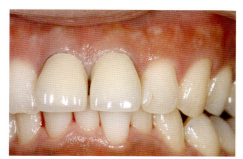

図❽ |2近心のコンポジットレジン修復に褐線が見られる

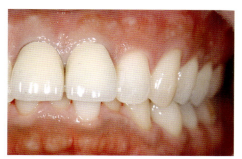

図❾ スーパーファインのダイヤモンドバー、シリコンポイントにて形態修正および研磨を行った

〜6）。

Peumansら[6]によると、マージンにおける着色と破折にエナメル質に対するリン酸エッチングは有効であったという報告もある（図7）。当院でも未切削エナメル質にはリン酸処理を行っており、リン酸処理を行った範囲までを窩洞と考え、コンポジットレジン充塡を行っている。当院では、2ステップのセルフエッチングプライマーを用いているが、エナメル質に対してエッチング効果が弱い可能性のある1ステップのセルフエッチングシステムを用いた場合、マージントラブルを減少させるためにはセレクティブエナメルエッチングが必須と考えている。

コンポジットレジンの補修修復の実際

二次う蝕の成因は、修復物が起点となってその周囲からう蝕が生じることにあり、細菌が修復物周囲に付着すること、材料と窩洞との界面に生じたギャップに細菌が入り込むことによって、二次う蝕が発生すると考えられる。

当院は開業して3年しか経過していないため、今回は当院で行ったコンポジットレジン修復に対する再治療ではないが、他院にて過去に行われた修復に対し、当院で再研磨（refurbish）、補修修復（repair）、再修復（replace）にて対応したマージン部の褐線および二次う蝕の症例をそれぞれ1例ずつ紹介したい。

1．再研磨（refurbish）（図8、9）

51歳の男性。|2近心部。術後約4年経過したコンポジットレジン修復である。プラークコントロールは良好で他の部位のインレー脱離を主訴として来院された。マージン部の褐線が審美的に気になるということで研磨で対応した。スーパーファインのダイヤモンドバーにてレジンマージン部を研削し、シリコンポイントにて研磨を行った。

本症例のようにプラークコントロールが不良でなければ、褐線を除去した後に修復物周囲に脱灰はほとんどみられないため、研磨で対応できる症例は二次う蝕とはいえない場合が多いと思われる。

2．補修修復（repair）（図10〜13）

23歳の男性。|3遠心部。術後約2年経過したコンポジットレジン修復である。プラークコントロール不良でレジン面の表面性状が粗造であり、マージン部にわずかではあるがギャップも認められたため、補修修復を行うこととした。界面でう蝕の進行はみられず、また舌側部のレジン充塡マージン部にギャップはみられなかったため、唇側のみコンポジットレジンを除去し、コンポジットレジン修復を行った。

プラークコントロール不良のため、マージンからの二次う蝕のリスクを考え、リン酸エッチングを併用し、マージンからの脱灰によるリークが起こった場合も、再研磨にて対応可能となるように修復を行った。エッチング処理した面も窩洞と考

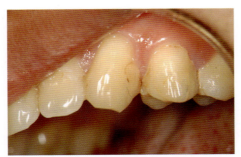

図❿ 3遠心のレジン面の表面性状が粗造であり、マージン部にわずかではあるが、ギャップも認められた

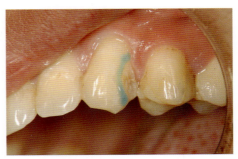

図⓫ 一部レジンを除去し、リン酸にてエナメル質のみエッチングを行った

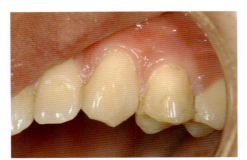

図⓬ 次回来院時にマージントラブルを防ぐため再研磨を行う

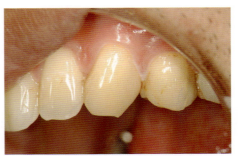

図⓭ バリを確認し、1週間後、再度研磨を行った

えて充填を行う。いうなれば、ポジティブなオーバーフィリングである。治療前のレジン粗造面にはプラークが付着しやすかったため、修復後にTBIを行った。

修復当日には肉眼では発見しづらいマージン部の段差も、後日再度観察すると容易に段差（剥離部）を認識することができる。これは褐線の原因となり得るため、次回来院時に研磨を行うこととした。当院では修復当日ではなく、次回来院時に研磨を行うことが多い。

3. 再修復（replace）（図14～18）

65歳の男性。6咬合面。術後約8年経過したコンポジットレジン修復である。う蝕治療を主訴として来院された。自発痛、冷水痛、咬合痛いずれも認められないが、X線写真よりマージン部からの二次う蝕が認められ、補修修復での対応を試みた。

しかし、今回はコンポジットレジン―象牙質界面にう蝕が拡がっていたため、コンポジットレジンをすべて除去した後、う蝕除去を行うこととした。コンポジットレジン下に一部アイオノマーが残存していたため、界面よりう蝕が進行しやすかった可能性が考えられる。

2ステップの接着システム（メガボンド：クラレメディカル）を用い、コンポジットレジン修復を行った。加齢によるエナメル質の咬耗がみられたため、残存歯質との調和を考慮に入れ、修復処置を行った。本症例のように、コンポジットレジンを除去する際にう蝕がコンポジットレジンと象牙質の界面で進んでいる場合は、コンポジットレジンをすべて除去する必要があると考えられる。

◆

患者の負担も比較的安価であり、このような審美的かつ残存歯質を保存できる治療を行うことで、患者の歯科治療に対する満足度は著しく高まり、審美的な状態を維持したいという欲求も高ま

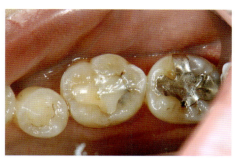

図⓮ ⌐6咬合面にレジンマージン部から拡がる二次う蝕が認められた

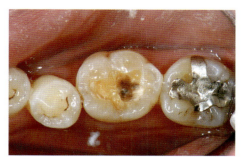

図⓯ 透明層を残し、無麻酔下にてう蝕除去を完了した

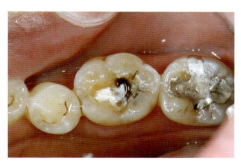

図⓰ コンポジットレジン下にアイオノマーセメントが残存していた

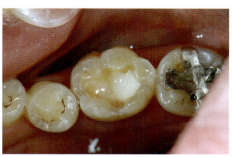

図⓱ 接着処理終了後、術後痛を防ぐためフロアブルレジンにて窩底部を確実に充填した

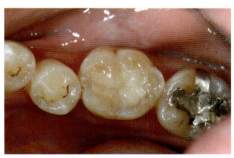

図⓲ 修復後、形態修正および研磨を行った

る。これにより、メインテナンスプログラムにも積極的に参加するようになると思われる。

いつまでもきれいな歯を保ちたいという欲求のもと健康な人が歯科医院に来院する時代であり、われわれはその欲求にMIの概念で応える使命がある。現在の歯科におけるメインテナンスは内科的アプローチも必要であり、壊れてから治すBreakdown Maintenance（事後保全）から何かが起こる前に対策するPreventive Maintenance（予防保全）に移行していくべきであると考えられる。

【参考文献】

1) 久保至誠, 仲佐理紀, 林善彦：コンポジットレジンならびにメタルインレー修復の生存率. 日歯保存誌, 44：802-809, 2001.
2) Nikaido T, Hosaka K, Kubo S, Maseki T, Rikuta A, Sasazaki H, Satou K, Shikai K, Uno S, Yamamoto T, Yoshikawa K, Yatani H, Momoi Y: Three-year evalution of directcomposite restorations in a multi-center prospective trial. Japan Society for Adhesive Dentistry 2015.
3) Akimoto N, Takamizu M, Momoi Y: 10-year clinical evaluation of a self-etching adhesive system. Oper Dent, 32(1), 3-10, 2007.
4) Heintze SD, Rousson V: Clinical effectiveness of direct class II restorations-a meta-analysis. J Adhes Dent, 14(5): 407-431, 2012.
5) Kanemura N, Sano H, Tagami J: Tensile bond strength to and SEM evaluation of ground and intact enamel. J Dent, 27(7): 523-530, 1999.
6) Peumans M, De Munck J, Van Landuyt KL, Poitevin A, Lambrechts P, Van Meerbeek B: Eight-year clinical evaluation of a 2-step self-etch adhesive with and without selective enamel etching. Dent Mater, 26(12): 1176-1184, 2010.

15 コンポジットレジンを用いたリペア

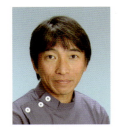

坪田有史

東京都・坪田デンタルクリニック

前装冠やオールセラミッククラウンの歯冠色材料の破折や破損

歯冠補綴装置の術後トラブルの一つとして、レジン前装冠の硬質レジンや陶材焼付冠のポーセレンの破折や破損、あるいはオールセラミッククラウンにおいて、アルミナやジルコニアコーピングのレイヤニングポーセレンのチッピングや破折に遭遇することがある（図1）。

これらのトラブルへの原則的な対応には、新たに補綴装置を製作することはいうまでもない。とくに、臼歯部の歯冠補綴装置の咬合面に発生し、咬合状態に影響して機能的障害が生じるケースでは、再製作を選択することが望ましい。

しかし、前歯部などで審美障害のみのケース、経済的あるいは時間的な負担などが許容できず、ただちに再製作を選択せず、応急処置の側面からもリペアが第一選択となるケースは少なくない（図2）。したがって、リペアを行う前に、あくまでリペアは応急的な処置であることを患者サイドに説明しておく必要がある。

補綴装置の歯冠色材料の破折や破損への対応は、直接法でリペアを行う以外に、破折片があって接着性レジンセメントで破折片を接着するケース、あるいは印象採得を行い、間接法で修理用のパーツを製作して接着するケースがある。本項では、歯科接着を活用してコンポジットレジンでリペアを行う直接法を解説する。

近年、歯科接着の材料の進歩から、リペアの術式の簡素化が図られている。基本的な考え方は共通であるが、メーカーによってコンセプトや材料に違いがあり、術式や使用材料の選択を理解し、習熟することが求められる。

原因の推察と対策

歯冠補綴装置で歯冠色材料の破折や破損に対してリペアを選択した場合、トラブルの原因を推察し、その対策を講じたうえでリペアを行う必要がある。すなわち、対策を講じてからリペアを行わなければ、優れた接着性材料を活用しても、良好な結果を得ることが困難となる。

転倒などの事故による外力が原因であるならば、リペアを行う前にとくに対策を講じる必要はない。しかし、咬合検査の結果、主たる原因として補綴

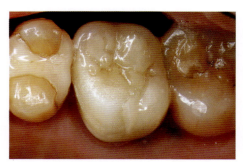

図❶ ジルコニアコーピングオールセラミッククラウンの、近心口蓋側咬頭のレイヤニングポーセレンが破損している。機能的に問題があるため、再製作を選択

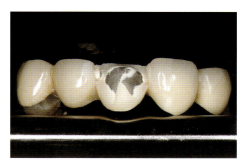

図❷a 転倒して③②①|①②③陶材焼付ブリッジが脱落。|1のポーセレンが破損している

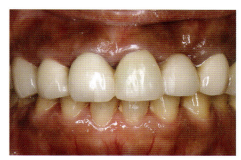

図❷b 口腔外で前装部のリペアを行い、応急処置的にブリッジを仮着

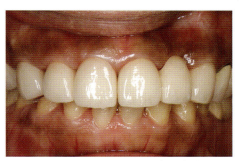

図❷c 最終的に装着した|2、|1、|①②③オールセラミッククラウン・ブリッジ

装置自体への過大な負荷が原因で生じたトラブルと推察されたケースでは、適切な咬合調整を行う必要がある。また、咬合の不調和が原因でリペア対象の補綴装置に過大な負荷が生じているならば、咬合関係を改善するための前処置が必要なケースがある。

一方、歯冠色材料の破折や破損が広範囲に及んでいるケース、補綴装置の設計自体に問題があるケース、支台歯に問題があるケース、あるいは咬合面を含んだチッピングや破折（図2）など、リペアを行っても良好な結果が望めないと診断した場合、リペアの対象とならず、再製作を選択することとなる。

リペアの術式と材料

表1～5に接着性材料を販売している主要国内メーカー5社が提示しているリペアの術式と材料を示す。なお、各メーカーでは過去から今日までさまざまな材料を開発しており、現在でも市販されている製品の違いによって複数の術式を紹介している。今回は各メーカーの最新の術式を示す。

リペアの際、まず材料の有する有効な接着性を得るために破折や破損している部分の新鮮面の露出や清掃を行う。新鮮面の露出は、ダイヤモンドポイントによって行う方法とアルミナ粒子によるサンドブラスト処理による方法が紹介されている。なお、サンドブラスト処理を選択する場合は、周囲の軟組織への対策や、アルミナ粒子が口腔内に飛散しないように十分な配慮が必要である。

次に化学的な清掃はリン酸水溶液に代表されるエッチング材で行い、水洗、乾燥により、接着に適した被着面を得る。

金属面が露出しているリペアのケースでは、金属に対する接着前処理材として、すべてのメーカーから金属プライマーが用意されている。一方、歯冠色材料の被着面には、コンポジットレジンのフィラーやポーセレンに含まれるSi基へのシランカップリング効果を目的としたシラン処理材が市販されている。

現在、複数のメーカーにおいて、さらにステップの簡素化が図られ、金属、コンポジットレジンならびにセラミックスに対してワンステップで接着前処理が行える、いわゆるオールインワンの製品が最新の材料として登場している。これらの製品は、MDPなどの接着性を有する機能性モノマーが含有されており、異なった材料の被着面に接着性の向上を図ることができ、その結果、接着処理

表❶　リペアの術式と材料：ジーシー

	被着面がレジン・セラミックスのみのケース		被着面が金属とレジン・セラミックスのケース
1	新鮮面の露出	1	新鮮面の露出
2	接着面の洗浄	2	接着面の洗浄
3	レジン・セラミックス面の処理 　セラミックプライマーⅡ	3	レジン・セラミックス面の処理 　セラミックプライマーⅡ
4	レジン・セラミックス面のボンディング処理 　G-プレミオ ボンド	4	金属面ならびにレジン・セラミックス面のボンディング処理 　G-プレミオ ボンド
5	光照射	5	光照射
6	歯冠色コンポジットレジンの築盛	6	金属色の遮蔽 　C&B リペアーキット リペアーペースト オペーク
7	光照射	7	光照射
8	形態修正	8	歯冠色コンポジットレジンの築盛
9	研磨	9	光照射
		10	形態修正
		11	研磨

表❷　リペアの術式と材料：トクヤマデンタル

	被着面がレジン・セラミックスのみのケース		被着面が金属とレジン・セラミックスのケース
1	新鮮面の露出	1	新鮮面の露出
2	接着面の洗浄	2	接着面の洗浄
3	レジン・セラミックス面の処理 　トクヤマユニバーサルプライマー	3	金属面ならびにレジン・セラミックス面の処理 　トクヤマユニバーサルプライマー
4	レジン・セラミックス面のボンディング処理 　トクヤマボンドフォースⅡ／トクソーマックボンドⅡ	4	金属面ならびにレジン・セラミックス面のボンディング処理 　トクヤマボンドフォースⅡ／トクソーマックボンドⅡ
5	光照射	5	光照射
6	歯冠色コンポジットレジンの築盛	6	金属色の遮蔽 　パルフィークエステライト LV オペーカー
7	光照射	7	光照射
8	形態修正	8	歯冠色コンポジットレジンの築盛
9	研磨	9	光照射
		10	形態修正
		11	研磨

表❸　リペアの術式と材料：松風（ビューティボンドマルチ使用の場合）

	被着面がレジン・セラミックスのみのケース		被着面が金属とレジン・セラミックスのケース
1	新鮮面の露出	1	新鮮面の露出
2	接着面の洗浄	2	接着面の洗浄
3	レジン・セラミックス面の処理 　ビューティボンドマルチ	3	金属面ならびにレジン・セラミックス面の処理 　ビューティボンドマルチ
4	レジン・セラミックス面の処理 　ビューティボンドマルチ PR プラス	4	レジン・セラミックス面の処理 　ビューティボンドマルチ PR プラス（金属・アルミナ・ジルコニアには不要）
5	光照射	5	光照射
6	歯冠色コンポジットレジンの築盛	6	金属色の遮蔽 　ビューティフィルオペーカー
7	光照射	7	光照射
8	形態修正	8	歯冠色コンポジットレジンの築盛
9	研磨	9	光照射
		10	形態修正
		11	研磨

表❹ リペアの術式と材料：クラレノリタケデンタル（クリアフィル ボンド SE ONE 使用の場合）

被着面がレジン・セラミックスのみのケース		被着面が金属とレジン・セラミックスのケース	
1	新鮮面の露出	1	新鮮面の露出
2	接着面の洗浄	2	接着面の洗浄
3	レジン・セラミックス面のボンディング処理 　クリアフィル ボンド SE ONE　＋ 　クリアフィル ポーセレンボンドアクティベーター	3	金属面の処理 　アロイ プライマー
4	光照射	4	レジン・セラミックス面のボンディング処理 　クリアフィル ボンド SE ONE　＋ 　クリアフィル ポーセレンボンドアクティベーター
5	歯冠色コンポジットレジンの築盛	5	光照射
6	光照射	6	金属色の遮蔽 　クリアフィル ST オペーカー
7	形態修正	7	光照射
8	研磨	8	歯冠色コンポジットレジンの築盛
		9	光照射
		10	形態修正
		11	研磨

表❺ リペアの術式と材料：サンメディカル（ボンドフィル SB 使用の場合）

被着面がレジン・セラミックスのみのケース		被着面が金属とレジン・セラミックスのケース	
1	新鮮面の露出	1	新鮮面の露出
2	接着面の洗浄	2	接着面の洗浄
3	レジン・セラミックス面の処理 　スーパーボンド PZ プライマー	3	貴金属面の処理（非貴金属では無処理） 　V- プライマー
4	ボンディング材 　ボンドフィル SB（オペーシャス）	4	レジン・セラミックス面の処理 　スーパーボンド PZ プライマー
5	歯冠色コンポジットレジンの築盛	5	ボンディング材ならびに金属色の遮蔽 　ボンドフィル SB（オペーシャス）
6	光照射	6	歯冠色コンポジットレジンの築盛
7	形態修正	7	光照射
8	研磨	8	形態修正
		9	研磨

のステップが短縮された。

　使用するメーカーの指示どおりに接着操作を行い、コンポジットレジンを築盛した後の形態修正、研磨は、レジン充填後の術式、材料と同じである。なお、咬合の関与があるケースでは、咬合検査により側方運動時の干渉などを検査し、必要であれば咬合調整を行う必要がある。

臨床例

1．ジーシー製品によるリペア（図3）

　48歳、男性。24歳のときに交通事故が原因で、③2 1|1②③陶材焼付ブリッジを装着。前装部の破損は気づいていたが、10年以上放置しており、主に経済的理由からブリッジの新製を拒否された。

2．サンメディカル製品（スーパーボンド）によるリペア（図4）

　70歳、女性。5年前に1|1連結陶材焼付冠を装着し、来院前日の夕食時に1|前装部が破損したとのこと。審美障害の訴えに対し、応急処置であることを理解いただいたうえでリペアを行った。

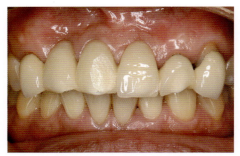

図❸a 陶材焼付ブリッジの前装部が破損

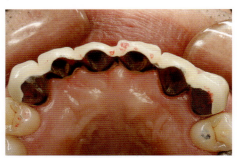

図❸b 咬合検査の結果、アンテリアガイダンスならびに側方ガイド面の問題が主な原因と推察

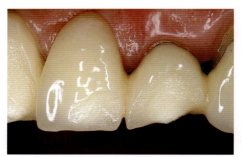

図❸c ポーセレンのみの破損面

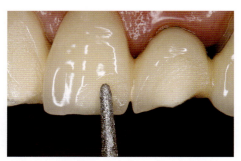

図❸d ダイヤモンドポイントで破損面を一層削り、新鮮面の露出を図る

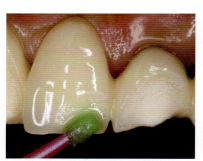

図❸e 被着面の清掃を目的としたリン酸水溶液によるエッチング材（ジーシーエッチング液）を塗布して5秒間放置

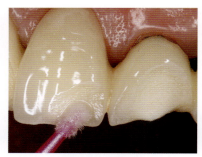

図❸f 水洗、乾燥後、ポーセレン面のシラン処理としてセラミックプライマーⅡを塗布し、乾燥

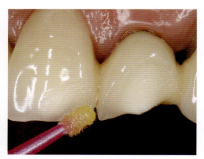

図❸g ポーセレン被着面にボンディング材であるG-プレミオボンドを塗布し、乾燥後、光照射

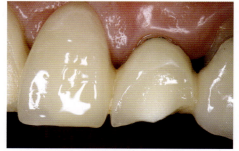

図❸h ⌞1部に充塡用コンポジットレジン（MIフィル）を築盛（下層にA3、表面にA2の積層法）

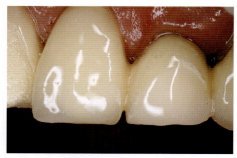

図❸i 光照射、形態修正、研磨後の⌞1②

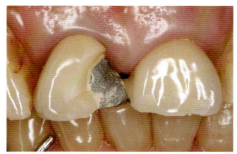

図❹a　1|は金属とポーセレンの面が露出、|1はポーセレンのみの破損面

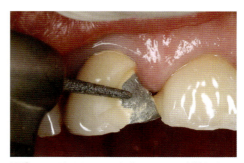

図❹b　ダイヤモンドポイントで破損面を一層削り、新鮮面の露出を図る

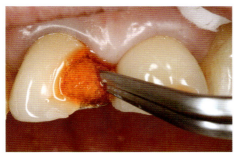

図❹c　エッチング材（表面処理剤レッド）で被着面の化学的清掃

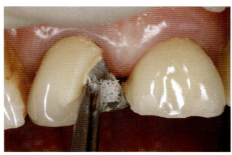

図❹d　水洗、乾燥後、金属面に金属プライマー（V-プライマー）を塗布

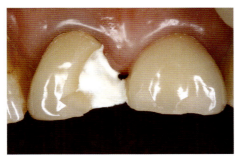

図❹e　スーパーボンド（ラジオペーク）で金属色の遮蔽

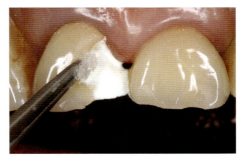

図❹f　スーパーボンドPZプライマーで被着面処理

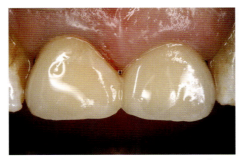

図❹g　充填用コンポジットレジン（メタフィルFlo・ローフロー・A3）で築盛後、光照射、形態修正、研磨後の1|1

15　コンポジットレジンを用いたリペア

16 コンポジットレジン修復の過去、現在そして未来①
コンポジットレジンの歴史

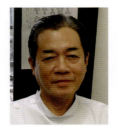 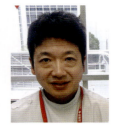

山田敏元　杉崎順平
虎の門病院　歯科

はじめに

現在、日本の歯科臨床において最も多用されているコンポジットレジン修復について、コンポジットレジンとレジンボンディング材の2項目に分けて過去と現状を分析し、将来の展望についても考えてみようと思う。

コンポジットレジンの歴史

わが国において、歯冠色審美修復材料にコンポジットレジン（あるいは複合レジン）という名称が与えられ、実際の臨床に用いられ始めたのは1970年ごろである。初期のアデント1、2（3M）はほとんど臨床に広まらず、その後の製品であるコンサイス（3M）とアダプティック（J&J、三金が販売）が広く日本の臨床で用いられた。これらの製品は、いずれも比較的大きな石英（150μm前後）の粉末がフィラーとして用いられており、またマトリックスレジンとしては、当時の米国国立標準局歯科部門のボーエンの開発によるBis-GMAに3G（TEGDMA）やMMAが希釈剤として含まれていた[1]。

初期の臨床においては、まだエナメル質窩洞壁のリン酸エッチングも象牙質ボンディング材も導入されておらず、これらの臨床経過は、修復時には非常に審美的で従来のMMAやシリケートセメントなどの修復材料を凌駕していた。しかし、数ヵ月すると修復物のマージンに褐線が現れ、また咬合面に充填した場合には摩耗が著しく表面が粗造になるなど、好ましいものではなかった（図1～7）。

しかし、その後ビュオノコアによって提唱されたエナメル質窩洞壁のリン酸エッチング法[2]が導入され、次いでわが国において開発された象牙質ボンディング材[3]も併用されるようになり、臨床性能も確実に向上した[4]。

このような修復技法の改良に伴い、コンポジットレジンに用いられるフィラーにも徐々に改良が加えられ、新しい材質のものが用いられるようになった。まずヨーロッパのメーカーからマイクロフィラー[5]が、米国のメーカーからはバリウムなどのX線造影性を示すアルカリ、アルカリ土類金属を含むガラスフィラー[6]が、さらにわが国においてはゾル－ゲル法によって作られたサブミクロンの球状粒子[6]が開発され、フィラーとして用いられている。さらに、英国のICI社により触媒としてカンファーキノンを用いる可視光線重合方式がコンポジットレジンに導入され、フォトフィル[7]という名称で市販された。

最近では、MIの概念と相俟って、比較的初期の修復のために米国ビスコ社によって開発市販されたエリートフロを始めとするフロアブルレジンが各社によって市販され、広く臨床に応用されている。ここでは、まずコンポジットレジンに用いられてきたフィラーについて、粒子の大きさや種

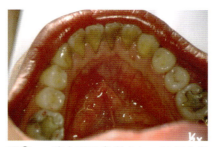 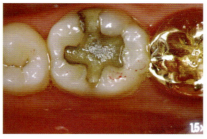 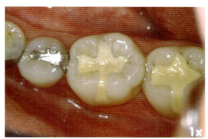

図❶a 咬合面に充塡され、10年を経たアダプティック　図❶b 図1aの拡大図。全体に変色し表面は粗造感が増している　図❷a 修復直後のクリアフィルポステリア

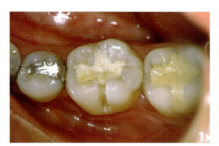 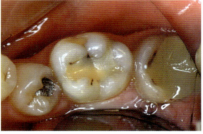 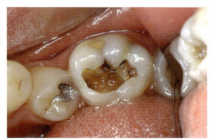

図❷b 1週間後に頬側部分が破折した　図❸a クリアフィルボンド修復後10年の状態　図❸b 修復物の下にはう蝕がみられる

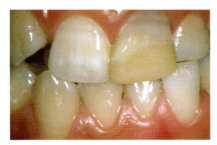 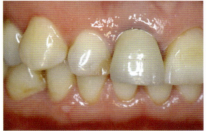 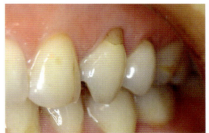

図❹ アダプティック修復後1年でみられた変色　図❺ イソパスト修復後10年目。変色がみられる　図❻ アダプティック修復後10年。褐線と気泡への着色がみられる

類を中心に走査電子顕微鏡を用いて詳細に観察分析し、歴史的に分類を試みた結果などの簡単な説明から稿を進める。

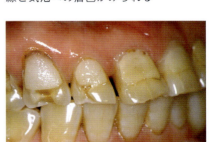

図❼ クリアフィルボンド修復後10年の状態。著しい粗造感がみられる

コンポジットレジンに用いられるさまざまなフィラーの種類とコンポジットレジンの分類

コンポジットレジンに用いられているフィラーを分析することによって歴史的にコンポジットレジンを大まかに分類すると、以下の8種のカテゴリーに分けることができる[6]。

1. マクロフィラーコンポジット
2. MFRコンポジット
3. MFR型コンポジット
4. SFRコンポジット
5. SFR型コンポジット
6. ハイブリッドコンポジット
7. ハイブリッド型コンポジット
8. セミハイブリッド型コンポジット

これらについて以下に概説する（**表1、図8**）。

1. マクロフィラーコンポジット

100μmを超える比較的大きなフィラー粒子を含

表❶ 新しく提案・追加されたコンポジットレジンの分類

マクロフィラー配合レジン（従来型レジン）（図11のA、B、C）	従来型マクロフィラー	
超微粒子フィラー配合型レジン（MFR）（D）	マイクロフィラー（0.04〜0.06μm）	
MFR型レジン （E）	a）	マイクロフィラー（0.04〜0.06μm） 粉砕型有機複合フィラー
	b）	マイクロフィラー（0.04〜0.06μm） 凝集型有機複合フィラー
SFRレジン （F）	サブミクロンフィラー（0.2〜0.3μm）	
SFR型レジン （G）	サブミクロンフィラー（0.2〜0.3μm） サブミクロンフィラーからなる粉砕型有機複合フィラー	
ハイブリッドレジン （H、I、J）	従来型マクロフィラー マイクロフィラー（0.04〜0.06μm）	
ハイブリッド型レジン	a）	従来型マクロフィラー マイクロフィラー（0.04〜0.06μm）（K） 有機複合フィラー
	b）	従来型マクロフィラー マイクロフィラー（0.04〜0.06μm）（L） 球状有機複合フィラー
	c）	従来型マクロフィラー マイクロフィラー（0.04〜0.06μm） 凝集型有機複合フィラー
高密度充塡型またはセミハイブリッド型レジン	a）	従来型フィラー（0.1〜50μm）（M）
	b）	従来型の細かなフィラー（0.1〜5、6μm）（N）

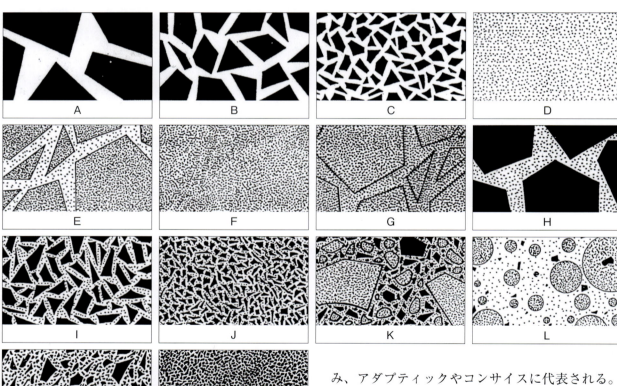

図❽ コンポジットレジンのフィラーによる分類の模式図

み、アダプティックやコンサイスに代表される。コンポジットレジン（外国においてはレジンコンポジット）の定義をいま一度考えてみると、実はそれがないことに驚く。いわゆるコンポジットレジンが開発市販される前には、MMAレジンのなかにガラスフィラーを混入したフィルドレジンという修復材[8]が存在したが、マトリックスレジン

はMMAであったため、複合材料ではありながら、コンポジットレジンとは呼ばれなかった。

1982年に3M社のスポンサーで米国ノースキャロライナ州のチャペルヒルのノースキャロライナ大学歯学部で行われた国際シンポジウム[9]の席上、すでに故人となられたデンマーク、コペンハーゲン大学歯学部のヨルゲンセン教授と、米国インディアナ大学歯学部のフィリップス教授のコンポジットレジンの定義に関する論争以来、だれも改めて提案しないままにされている。

実のところはあまりにもお二人が高名な教授であったため、そのままにされてきたというのが本当のところであり、臨床においては目覚ましい勢いで広まって使用されていったので、定義がなくても実害はなかったという事実がある。いずれにしても現在では、用いられているフィラー粒子もマトリックスレジンもあまりにも多義にわたっているため、かえって定義するのが困難になっている。

2．MFRコンポジット

デンマーク、コペンハーゲン大学歯学部のヨルゲンセン教授により開発されたコンポジット[5]で、シリカのマイクロフィラー粒子をマトリックスレジンと混ぜたもの。シリカのマイクロフィラー粒子の表面積と混和物の粘稠度が大きくなるため、最大30％ウエイトぐらいしか混入できない欠点があった。

試作品は総義歯の大臼歯部人工歯の咬合面に充填され性能が試験された。開発のいきさつは、仕事の後に帰宅し、部屋の壁のペンキ塗りにあった。教授はペンキ塗りをしているときに、なぜこの有機溶媒に溶かされたペンキは粘稠で垂れず塗りやすいのだろうか、と疑問に思いメーカーに尋ねたところ、マイクロフィラーがわずかに混ぜてあり、ちょうど塗りやすい粘稠度に調整されているとの回答だった。ここから、レジンにも混ぜてみようとなったという。しかしながら、実際の製品化にはいま一つの工夫が必要となり、市販品の発売には至らなかった。

3．MFR型コンポジット

コペンハーゲン大学歯学部のヨルゲンセン教授のアイデアを受け取ったビバデント社は、マイクロフィラーで有機質複合フィラーをつくり、それとマイクロフィラー粒子を合わせてレジンに混入した。実際の製品は、イソパストという商品名で市販された。しかし、それでもフィラー重量は40％に届かなかった。ここに、コンポジットレジンの定義をフィラー重量を、50％以上にしようとするフィリップス教授の意見を、ヨルゲンセン教授が受け入れなかった根拠がある。

4．SFRコンポジット

トクヤマデンタル社によって、ゾル－ゲル法によりつくられたシリカ－ジルコニアのサブミクロンの球状粒子フィラーを均一に分散させたコンポジットではあるが、MFRと同じような理由によって製品化はされなかった。

5．SFR型コンポジット

パルフィークエステライトΣ（トクヤマデンタル）に代表されるコンポジットレジンがこれにあたり、サブミクロンの球状フィラーからなる有機質複合フィラーと、単体のサブミクロンの球状フィラーが主に配合されている。このサブミクロンの球状フィラーはドイツの歯科材料メーカーにも販売されており、そのメーカーから市販されている製品に使われている。

6．ハイブリッドコンポジット

マクロフィラーとマイクロフィラーのハイブリッドコンポジットレジンという意味であり、1982年以降のアダプティックとコンサイス、最近ではフォトクリアフィル－A（クラレノリタケデンタル）などがこれにあたる。

そもそも初期の製品において、何のためにマイクロフィラーが加えられたのか。現在では、口腔内に露出したマトリックス部分の摩耗を押さえるためにマイクロフィラーを混入して、表面にマイ

クロフィラーを露出させ耐摩耗性を向上させている。しかしその当時、米国から他の大陸の国々に輸出する際、船便のため赤道近くを通過する際に船倉の温度が上がり、レジンが軟化して比重の大きいフィラー粒子が沈殿するという現象がみられ、それを予防するために加えられたというのが真相のようである。

最近の製品ではマイクロフィラーも表面処理がしっかり施され、以前より多くの量を混入することが可能となり、耐摩耗性の向上に役立っている。

7．ハイブリッド型コンポジット

クリアフィルマジェスティ（クラレノリタケデンタル）、ソラーレ、ソラーレP（ジーシー）グラディアダイレクト（ジーシー）などがこれにあたり、マイクロフィラーあるいはナノフィラーからなる有機質複合フィラーと、無機質のガラスフィラーが主に配合されている。日本の製品ではこの種のものが主流になってきており、フィラーの配合からみてみると、機械的性能も高く、耐摩耗性も十分であり、研磨性も良好であることが予想される。

8．セミハイブリッド型コンポジット

ビューティフィル2（松風）、その他、3Mエスペ社の製品がこれにあたる。3Mエスペ社のスプリームレジンの偽球状フィラーは、ナノフィラーを集めて部分焼結させた0.6～1.5μmのクラスターとなっている。

コンポジットレジンに配合されるフィラーは、機械的性能の向上、熱膨張係数、重合収縮率の減少などをもたらす効果がある反面、審美性や研磨性に影響を与える。そこで、各社は上述したようにフィラーの形状や粒度分布、さらには新規表面処理材および技術を駆使して材料開発にあたることとなる[10]。

 コンポジットレジンに用いられるマトリックスレジンと顔料

コンポジットレジンのマトリックスレジンは、当然のことながら1種類ではなく、Bis-GMA、UDMAなどが基本的に用いられ、それらがTEGDMA（3G）、MMAなどで希釈されている。しかし、各社それぞれ、これらのものに部分的な修飾を加えたものが実際の製品には使われている。

また、コンポジットレジン硬化物の色調を支配する顔料には無機顔料と有機顔料があり、前者は酸化亜鉛、酸化鉄、バリウム黄およびケイ酸塩などが、後者にはフタロシアニン、ローダミンレートおよびナフトールSなどが用いられている。有機顔料のなかには、口腔内の常在菌によって分解され、変色するものがあるので注意を要する。

コンポジットレジン硬化物の透明度[11]については、最近の光硬化方式のものでは、より表層のエナメル質用のものはより透明度は高く、内部の象牙質用のものはより透明度は低い。これはヒトの歯のエナメル質、象牙質の特徴を参考として調整されているが、硬化したマトリックスレジンと配合されているフィラー粒子の屈折率によっており、両者が近ければより透明感が増し、遠ければ不透明感が増す。

以前のペースト−ペーストタイプの練和の必要な初期の製品では、シェードが1種類であり、それでも種々の窩洞に充填された際にも比較的色調適合が良好であったのは、練和の際に内部に生じる微小な気泡が光を乱反射するためと考えられる。

 窩洞の位置（分類）によるコンポジットレジンの使い分け

1．Ⅰ級、Ⅱ級

臼歯部の咬合面にかかる場合には、基本的に臼歯部用コンポジットレジンを用いるのが無難である。しかし、窩洞の幅が1mm以下の比較的小さな窩洞では、フロアブルレジンも推奨される。Ⅱ級の隣接面に終始する窩洞の場合には前歯部用、あるいはフロアブルを用いても何ら差し支えはない。上顎前歯部の口蓋面におけるⅠ級の窩洞にはやはり咬合負担が大きくなるので、耐摩耗性の高い臼

歯部用コンポジットレジンを用いるのが無難である。

ところでこの臼歯部用といわれている、あるいはメーカーが臼歯部用と銘打って市販しているコンポジットレジンについて、公にコンセンサスを出したのは1981年のADA[12]が最初であり、この年に臼歯部Ⅰ級およびⅡ級の修復材料としての認可するためのガイドラインを示した。そして、このなかには少なくとも3年以上の臨床治験を行い、その予後が良好であるという厳しい条件が付いている。

次いで1986年の2月には、ADAのカウンシルによって米国製2種とヨーロッパ製2種が暫定的に認可された[13]。わが国においては、1982年にクリアフィルポステリア（クラレノリタケデンタル）が臼歯部用として市販されているので、極めて早い時期に開発が始まったといえよう。

2．Ⅲ級

小さな窩洞、あるいは頬側、隣接面のみの窩洞では、前歯用コンポジットレジンあるいはフロアブルコンポジットレジンが用いられる。窩洞が比較的大きくなって、頬側－舌側あるいは頬側－口蓋側に交通する場合には、下顎では咬合負担が小さいので前歯部用レジンが、上顎では咬合負担が大きいので、口蓋側のみ臼歯部用コンポジットレジンが推奨される。

3．Ⅳ級

これは比較的大きな窩洞となるため、臼歯部用コンポジットレジンを用いて修復するか、頬側のみ前歯部用レジンを用いる。この窩洞を審美的に修復するのはかなり難しいため、最近では審美修復のコースなどで詳細に解説される。

4．Ⅴ級

基本的には研磨性のよい前歯部用コンポジットレジン、あるいは比較的小さな窩洞ではフロアブルレジンが推奨される。この部位のエナメル質は薄く、窩洞が浅く窩洞底部の歯質に変色がない場合には通常のシェードのものを、窩洞が深く窩洞底部の色調をカバーしたい場合にはオペーク系のシェードのものが勧められる。

5．歯頸部くさび状欠損窩洞

基本的には研磨性のよい前歯部用コンポジットレジン、あるいは比較的小さな窩洞ではフロアブルレジンが用いられる。大きくて深い窩洞の場合には、フロアブルレジンをライニングに用い、その上に前歯部用コンポジットレジンが積層される。また窩洞の大部分を高密度充填型の臼歯部用コンポジットレジンを用いて修復し、その上に研磨性のよい前歯部用コンポジットレジンを積層するやり方もある。いずれにしてもこの窩洞周囲の歯質は不透明感が強いので、オペーク系のシェードが推奨される。

6．根面窩洞

基本的には研磨性のよい前歯部用レジン、あるいは比較的小さな窩洞ではフロアブルレジンが用いられる。この窩洞周囲の歯質も不透明感が強いのでオペーク系のシェードが推奨される。

7．Ⅵ級

この窩洞は比較的実質欠損が大きいので、直接臼歯部用コンポジットレジンで修復するより、フロアブルレジンをライニングに用いて、その上に臼歯部用コンポジットレジンで修復する方法が推奨される。しかしながら、欧米の保存修復学の教科書では、いまのところバーチカルストップは天然歯質で確保するべきであると述べられている。欧米では、この修復を審美修復の代表的なものとして、学生の基礎実習にも取り入れている。

8．前歯部切縁摩耗窩洞

基本的には研磨性のよい前歯部用コンポジットレジンを、あるいは比較的小さな窩洞ではフロアブルレジンが用いられる。審美的にはオペーク系のシェードが推奨される。また確実な予後を得るためにはエナメル質窩壁のリン酸エッチングが推奨される。

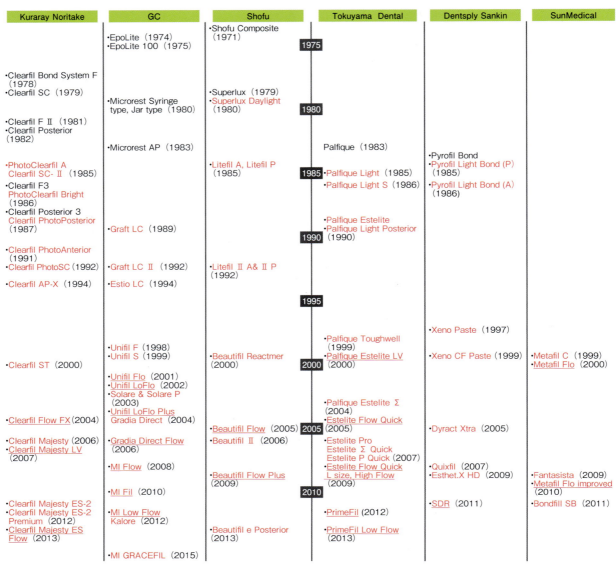

図❾ 年代順に並べたわが国において開発市販されたコンポジットレジン。黒字は化学重合型、赤字は光重合型、下線はフロアブルレジン

　以上をまとめて、わが国において開発市販された製品を年代順に並べた（**図9**）。修復用コンポジットレジンの使い分けの判断要件は、まず第一に咬合負担、第二に審美性が挙げられる。咬合負担の高い部位では、耐摩耗性の高い高密度充塡型が、審美性が要求される部位では、研磨性のよいMFR型、SFR型、ハイブリッド型などの前歯部用が選択の第一となる。しかし、症例ごとに、また窩洞の部位によってもそれぞれ判断を下す必要が出てくるので、慎重な対応が必要となる。また将来にわたっては、このような使い分けの必要がない高い機械的性能、審美性、研磨性の良好なコンポジットレジンの開発が待たれる。

コンポジットレジンの化学

　前述のように、コンポジットレジンをその組成の点からみてみると、まず重量のほぼ8〜9割をフィラー成分が占める。このフィラー重量も、最近の製品では90％を超えるまでになっており、通常はフィラー粒子の表面処理に用いられるいわゆるシラン処理材の重量が加わるので、アッシュ法で得られる重量フィラー百分率は数％低い値となる。フィラーは、基本的には無機のガラスフィラーからなり、そのサイズも平均粒子径で1μm以下の

大きさである。

次に多用されるのは有機質複合フィラーで、最近のものは従来のものに比べてたいへん密度が高い。さらにシリカのマイクロフィラーが数％用いられているが、最近の製品ではこのマイクロフィラーをまったく含有しないものも認められる。これは、無機フィラーの粉砕技術が向上し、非常に細かい粒子を作り出せるようになったこと、さらに、シラン表面処理材の技術的発達のためにフィラー粒子とマトリックスレジンとのフリクションを低下させることが可能になってきたことと関連している。

また、フッ素徐放性を与えるために、ヨーロッパの製品では、イットリウムやイッテルビウムなどの金属フッ化物[6]をフィラーの形で加えている。日本の製品では、非常に細かいフッ化ナトリウム[10]やグラスアイオノマーフィラー[10]、さらにはシクロフォスファゼンにフッ素を加えて重合後にも徐放されるようにしたもの[10]まで、種々の方法が生み出されている。

他方、マトリックスレジンには、Bis-GMA、UDMA や、これらを部分的に修飾したものが多くの製品で用いられ、これに TEGDMA（3G）や MMA、その他のモノマーが希釈剤として含まれている。重量でいうと、Bis-GMA などのメインモノマーとその他のモノマーが、半々か、わずかに希釈剤の重量が大きくなっている。重合触媒では、光重合のものではカンファーキノン－アミン系ものが用いられている。

色調発現に必要な色素類は、耐候性、耐熱性に優れた有機顔料が主に用いられ、その他に安定材として、紫外線の吸収材、重合阻害材などが少量含まれる。

まとめと展望

すでに以前からいわれているように、コンポジットレジンの開発・改良のためには、以下の諸項目が挙げられてきた。

①モノマー重合時の収縮を減らし、重合率をできるだけ向上させる。

②硬化した後のレジンマトリックスの硬さとフィラー粒子の硬さの差を小さくする。

③口腔内に露出する部分のレジンの表面積をできるだけ減らし、露出するフィラーの表面積を大きくする。

まだまだ完璧とはいえないものの、過去40年を振り返ってみると、ずいぶんと使いやすく、ボンディング材の併用と相俟って、臨床性能の著しい向上をもたらしている。コンポジットレジンの最終目標は、口腔内からの金属修復物の追放といえる。そのためメーカー、研究者、臨床家のさらなる努力が待たれる。

【参考文献】

1) 総山孝雄：新レジン充塡．永末書店，京都，1973.
2) Buonocore MG: A simple method of increasing the adhesion of acrylic filling materials to enamel surfaces. J Dent Res, 34: 849-853, 1955.
3) Fusayama T, et al: Non-pressure adhesion of a new adhesive restorative resin. J Dent Res, 58: 1364-1370, 1979.
4) Phillips RW: Skinner's Science of Dental Materials. 8th ed, WB Saunders Co., Philadelphia, 1982.
5) Asmussen E, Jorgensen KD: Fatigue strength of some resinous materials. Scand J Dent Res, 90: 76-79, 1982.
6) Hosoda H, et al: SEM and elemental analysis of composite resins. J Prosthet Dent, 64: 669-676, 1990.
7) Bassiouny MA & Grant AA: A visible light cured composite resorative material. Br Dent J, 145: 327-336, 1978.
8) Leinfelder KF & Taylor DF: Posterior Composites-Proceedings of the international symposium on posterior composite resin, 1982.
9) American Dental Association：New American Dental Association specification no. 27 for direct filling resins. Council on Dental Materials and Devices, J Am Dent Assoc, 94(6): 1191-1194, 1977.
10) 山田敏元，他（編）：接着性コンポジットレジン修復の基礎と臨床．ヒョーロン，東京，2007.
11) Inokoshi S, et al: Opecity and color changes of tooth-colored restorative materials. Oper Dent, 21: 73-80, 1996.
12) ADA: Composite resin materials for occlusal Class I and Class II restorations. J Am Dent Assoc, 102: 349-350, 1981.
13) American Dental Association：Posterior composite resins. Council on Dental Materials, Instruments, and Equipment, J Am Dent Assoc, 112(5): 707-709, 1986.

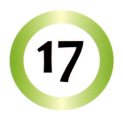

17 コンポジットレジン修復の過去、現在そして未来②
レジンボンディング材開発の歴史

山田敏元　杉崎順平
虎の門病院　歯科

　わが国において、歯科用接着性レジンの研究開発が始まったのは、1960年当時の東京医科歯科大学付置歯科材料研究所・有機材料部門の増原・小嶋らのグループによる。すなわち、MMAの重合開始材にトリ-n-ブチルボラン（TBB）を使用すると、MMAが湿った象牙質に接着することを見出だしたことに始まる[1]。

 歯科用接着性レジンの研究開発の始まり

　1951年にKulzer & Co社が発売した充填用即時重合レジン"Palavit"は、重合開始材として過酸化ベンゾイル（BPO）とターシャリーアミン（3級アミン）を用いており、当時主に前歯部に用いられていたシリケートセメントに代わる充填材として大いに期待されたが、修復後に起きる歯髄炎、変色などの術後不快症状によりその期待はまったく裏切られた。

　増原は1956年からドイツのゲッチンゲン大学に留学、1958年に帰国した後、東京医科歯科大学付置歯科材料研究所に復帰し、小嶋らとともに接着性材料の開発に専念した。1968年には京都大学工学部の古川、鶴田によってビニル化合物の重合触媒を研究しているなかで、その重合開始材にTBBを用いた結果が報告されたが、増原らはこのTBBを用いるとMMAが常温で無色透明に重合できることを確認した。また、MMAに5％のTBBを添加し、さらにPMMA微粉末を加えてペースト状にしたものを湿潤した象牙質に接着させたところ、強固に接合することを見出した。これはTBBには酸素と容易に結合して過酸化物を生成する性質があるため、これが微量の酸素を含んだ水との界面で反応してMMAの重合の助触媒として作用し、水を含んだ象牙質の界面に浸透して重合硬化し接着すると考えられた。

　1966年、増原はこれらの結果を携えてドイツに出張し、デュセルドルフ大学歯学部長フィッシャー教授ならびにKulzer & Co社と検討を加え、1971年にKulzer & Co社から世界で始めてとなる修復用接着性レジン"パラカーフ"を市販した。パラカーフの組成は、粉末がPMMA微粉末と微細ガラスビーズ、液成分がMMA、キャタリストがTBBであった。実際の修復にあたっては、エナメル質のリン酸処理の後にHEMAによる処理が推奨された。象牙質に対しては無処理であった。ここにHEMA処理が追加されていることは注目に値し、後に杉崎[2]が酸処理象牙質に対するHEMA処理の作用を詳細に報告しているが、増原の"先見の明"がうかがわれる。

　わが国においては、ジーシー社がドイツより逆輸入して広く市販した。しかしこのパラカーフはMMA系充填材であり、分類上はフィルドレジン[3]に属するものであったため、当時米国のボーエンの開発によるBis-GMA系のいわゆるコンポジットレジンであるアダプティック（J&J社）やコン

サイス（3M社）によって商業的に押され、1974年に製造販売は中止された。

 ### 修復用接着性レジンの開発

1970年ごろ、米国で開発された"う蝕象牙質をヒポクロ系薬剤で軟化してスプーンエキスカベーターなどにより除去するGK-101"が話題になっており、クラレ社はこのシステムをわが国に導入するため、総山らに協力を依頼し臨床試験を行った。しかし、この方法によってう蝕病巣を除去した後の窩洞の修復に接着性修復材の必要性が認められたため、1974年にクラレ社の山内が増原のもとに派遣され、修復用接着性レジンの開発が始められた。

それらの研究は、翌年東大より加わった門磨とともにリン脂質類似モノマーの合成から始まった。このリン酸エステルをMMA-TBBに併用して接着試験を行ったところ、高い接着強さが得られた。その後、山内は社に帰任し、これらの結果をもとに新規接着性モノマー2-メタクリロイルオキシエチル・フェニルリン酸（通称：フェニールP）を合成し、総山による臨床応用指導を得てクラレ社の最初の接着性コンポジットレジン修復システム"クリアフィルボンドシステム－F"、いわゆるエナメル質と象牙質を37％の正リン酸水溶液で同時に酸処理するトータルエッチング法のシステムを確立し、製品化した。

なお、リン酸エステルなどの歯質接着性を示す酸性モノマーは、通常のBPO-アミン系触媒ではアミン塩を形成して硬化しないことから、スルフィン酸ナトリウムなどを加えて三元系触媒でこれを回避している。

もう1つの流れは、4-METAに関するもので、矯正治療のダイレクトボンディング用レジンセメントとして開発されたMMA-TBBのオルソマイトも口腔内における長期耐久性には問題が提起された。この欠点を克服するため、歯質のミネラル成分と親和性のあるキレート剤やモノマーリガンドが合成され、性能試験が繰り返された。これらのなかで中林・古田は、2-ヒドロキシ3-プロピルメタクリレート（HNPM）を合成することにより接着性の向上を認めた。これはMMAモノマーに配合され、オルソマイト・Sとして製品化された。

この後、中林は歯科用接着材には歯質に親和性のある親水性基と耐水性のある疎水性基をバランスよく共有させる必要があると考え、カルボキシル基をもつ芳香族のトリメリット酸無水物のクロリッドとHEMAが結合した4-META（4-メタクリロイルエチルトリメリット酸）を合成した。この有効性は三井石油化学から派遣された竹山によって確認され、スーパーボンドに製品化された。

 ### その後の修復用接着性レジンの展開

その後、クラレ社において小村により分子端末にリン酸基を有するメタクリロイドデシルリン酸（M10PあるいはMDP）が合成され、同社のクリアフィルニューボンドの機能性モノマーとして採用された。これはさらに当時盛んに応用されるようになったカンファーキノンを用いる光重合方式のクリアフィルフォトボンドに発展した。わが国の他の主だった歯科材料メーカーにおいては、まず三金社の常川がピロリン酸エステルを合成し、それは同社のパイロフィルボンド、パイロフィルライトボンドに機能性モノマーとして採用された。松風社は、4-AET、4-AETAを用いたインパーバボンド、さらにフッ素徐放性を与えたインパーバフルオロボンドを開発市販した。またトクヤマデンタル社においてはMAC-10を合成し、マックボンドを市販することとなる。

さらにその後、レジンボンディング材にプライマーの概念が導入され、新たな発展が訪れることとなる。このプライマーとは、あらかじめ被着面を化学的に処理し、接着性モノマーとのヌレ性を向上させる目的で用いられるもので、流動性がよ

く被着面を十分にぬらすので界面に欠陥部分ができず、また、確実に接着層を作るので接着強さの向上にも役立つ。通常は親水性のカルボキシル基、リン酸基、水酸基をもった機能性モノマーが用いられている。

これに対し、増原の指導によりメタクリロイルアミノサリチル酸に接着性の向上と歯髄の鎮静効果があることが確認され、SAプライマーが作られ、これが細田の臨床応用指導を経て10-20（CAエージェント、10%クエン酸－20%塩化カルシウム）を処理材とするクリアフィルライナーボンドとして市販された。本システムは、フォトボンド塗布硬化後に低粘性コンポジットレジンであるプロテクトライナーを塗布硬化させる3ステップのシステムとなっており、臨床上非常に繁雑なため、その市販期間は2年ほどであった。しかしながら、この低粘性コンポジットレジンを用いるというアイデアは、その後直接法や間接法修復に応用されることとなった。

 セルフエッチングアドヒーシブの展開

実はクラレ社においては、3ステップのクリアフィルライナーボンド開発と同時期に、フェニールPのリン酸基が歯質に直接強力に作用する特性をもつことに気づき、この性質を利用して窩洞表面に塗布して歯面をマイルドに脱灰し、歯質に浸透硬化するユニークなセルフエッチングプライマーを作り出した。これは、クリアフィルライナーボンドⅡとして製品化された。

しかし、このシステムの有用性に気づいた研究者は少なく、以前に総山がトータルエッチング法を提唱したときと同様、当時の東京医科歯科大学歯学部歯科保存学第1講座の山田ら以外は、このレジンボンディング材の卓越した性能を認めなかった。

しかしながら、他の大学における教育者、研究者が認めなかったにもかかわらず、ライナーボンドⅡはわが国の多くの臨床家に認められ、次第に広く用いられるようになった。

山田はこのセルフエッチングプライマーレジンボンディングシステムは、将来必ずレジンボンディング材の主流を占めるようになるものと考え、国内の各メーカーを説得し、開発を急がせた。その結果、トクヤマデンタル社はマックボンドⅡを、ジーシー社はユニフィルボンドを、三金社はクシーノCFⅡボンド（国外においてはクシーノⅢ）を、それぞれ開発した。

次いでクラレ社はさらに機能性モノマーをフェニールPからMDPに変更し、多用途型のクリアフィルライナーボンドⅡΣと、さらにクリアフィルメガボンド（国外においてはクリアフィルSEボンド）に発展させた。また、長くMMAレジンに固執していたサンメディカル社は、1液性で重合触媒をスポンジペレット、またマイクロブラシに含ませたAQボンド、AQボンドプラスを開発市販した。

山田はこれらによりさらにレジンボンディング材の臨床操作性の向上を認め、その後のレジンボンディング材は1ボトル－1ステップを主流にすべく各メーカーに提案し、三金社はアブソリュート、アブソリュートⅡを、ジーシー社はG-ボンド、G-ボンドプラスを、クラレ社はクリアフィルトライエスボンドを市場に投入した。

また、このセルフエッチングボンディング材にフッ素徐放性を与えたものが松風社から（フルオロボンドシェイクワン、フルオロボンドⅡ）、フッ素徐放性とボンディング材の光重合をその色調変化によって確認できるようにしたワンナップボンドFならびにワンナップボンドFプラスがトクヤマデンタル社から、最近では接着強さをさらに高めたボンドフォースが、フッ素徐放性と抗菌性をもたせたクリアフィルメガボンドFAがクラレメディカル社から市販された。

これらの主要なボンディング材の開発市販され

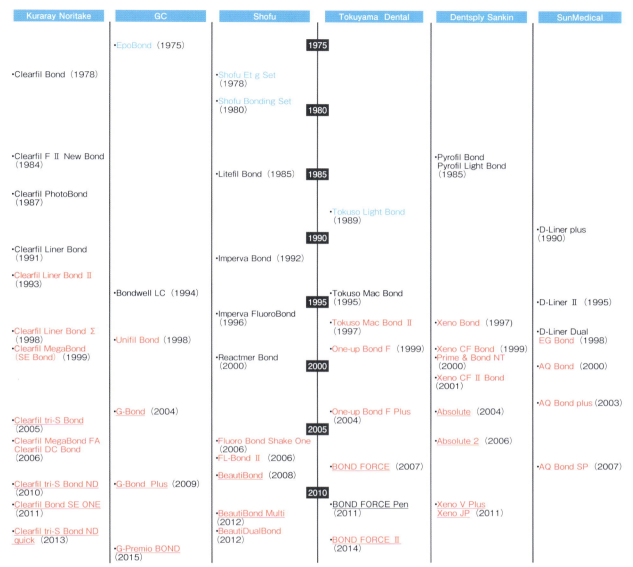

図❶ 日本において開発されたレジンボンディング材を年代順に並べたもの。黒字は化学重合型、赤字は光重合型のもの、アンダーラインはセルフエッチングタイプ

たものについて年代順にまとめたものを、**図1**に示す。現在わが国はもちろんのこと、欧米先進国においてもこのセルフエッチングボンディング材がトータルエッチング法に置き換わりつつあり、また、症例によって住み分けが始まっている。

 レジンボンディング材についての研究の進展

いうまでもなく増原は、当時最も技術的に進んでいたドイツにおいてパラカーフの製品化に成功し、その後も長くドイツとの学問的・人的交流を果たしてきた。また、総山はクリアフィルの開発以前よりすでに鋳造修復、アマルガム充填、MMAレジン充填、う蝕象牙質に関する研究などで学問的名声が高く、製品化以後は機会を見ては、トータルエッチング法と自らのライフワークであるう蝕象牙質とその処置法[4]について講演を行い、世界的に啓蒙活動を広げた。

また、中林は4-META/MMA-TBBと象牙質の

接着機構について詳細な検討を加え、10-3（10%クエン酸-3%塩化第二鉄）で脱灰処理された象牙質にレジンが浸透硬化することを見出し、この現象をレジン含浸層、後に"レジン-象牙質ハイブリッド層"と名づけ[5]、接着の機構をマイクロメカニカルな観点からわかりやすく説明し、国際的に啓蒙活動を行って象牙質接着を具体的に理解させ、接着臨床の実現に大きく寄与した。

その後、山田は1985〜1986年にトロント大学の客員教授として歯学部生体材料学教室に赴任中に、米国、カナダ、およびヨーロッパの主要大学歯学部を訪問し、講演を行った。同時に、それぞれの接着についての考え方や研究レベルを調べ、帰国後、米国ジョージア医科大学のパシュレイ教授のもとに田上、佐野、吉山らを、米国NISTの歯科部門に二階堂を、またベルギーのルーベン大学に猪越、吉田、陶山らを研究留学生として推薦した。現在においても接着について世界の最も進んだ研究は、これらの連携によってもたらされているといってよく、接着臨床の啓蒙に大きく貢献している。

さらに、最近の接着機構についての研究では、ベルギーのファンメルベークと吉田が、すでに総山が30年前に予想した、機能性モノマーと歯質のミネラル成分との間に化学的結合が起こる可能性をあきらかにした。これら接着性レジンの基礎的な研究の動向と臨床技法について、2007年に山田が編集代表となり、当時の第一線の研究者と臨床家を集めて『接着性コンポジットレジン修復の基礎と臨床[6]』と題してまとめられた。

また最近では、平石[7,8]が理化学研究所の部門と共同研究を行い、機能性モノマーと歯質のコラーゲン線維との間に化学的結合の可能性をあきらかにした。

レジンボンディング材の臨床は、すでに金属プライマー、ポーセレンプライマーの開発によって補修修復の分野にまで広げられており、さらに多機能化によって二次う蝕を起こしにくいシステム、また10年、20年と長期の耐久性を有するシステムへと変わりつつある。すでに増原がその著書[1]のなかで述べているように、レジンボンディング材を必要とする、コンポジットレジンをはじめとする審美的修復材料の開発・改良と相俟って、さらに大きく発展するものと期待される。

レジンボンディング材の歯質接合界面の観察

通常レジンボンディング材と歯質接合界面の観察にはSEM、TEMが用いられる。歯科の世界でSEMを初めて導入したのは英国のアラン・ボイドであり、ガイズのワトソンの恩師である。われわれが行っているSEMを用いた接合界面の観察には、まず平坦な被着面を作り、この面に対してボンディング処理を施す。次いでコンポジットレジンを1〜2mmの厚さで積層し硬化させる。試料を半切してエポキシ樹脂で包埋後、耐水研磨紙を♯800、1,000、1,200、1,500と順に用いて仕上げし、さらにダイヤモンドペーストを6、3、1、0.5μmと順に用いて研磨を行う。観察前の面処理には研磨のみのもの、アルゴンイオンエッチングを施して、脱灰層あるいはハイブリッド層を明瞭に区別させるもの、リン酸水溶液とヒポクロ溶液を順に用いて歯質を部分的に溶かし、レジンの歯質に浸透硬化した部分を観察するなどの方法がある。

また、通常は二次電子像での観察を行うが、研磨面では二次電子像に加えて、反射電子組成像で観察する方法[2]もある。

図2から代表例を示す。リン酸フォトボンド処理、ブライト充塡のエナメル質との接合界面を図2〜4に示す。研磨面ではエナメル質が深くエッチングされている像があきらかで、ブライトレジンは暗く、有機質複合フィラーが見られる（図2）。アルゴンイオンエッチングが施されると、ブライトレジンが明るくなり、小さなフィラーが見られるようになる。しかしながら、エナメル質は硬い

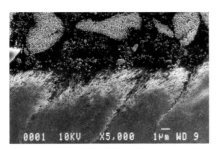 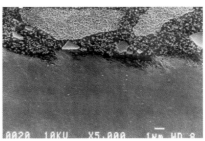 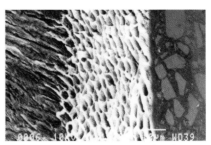

図❷　リン酸フォトボンド処理、ブライト充填のエナメル質との接合界面のSEM像。エナメル質が深くエッチングされており、ブライトレジンは暗く、有機質複合フィラーが見られる

図❸　アルゴンイオンエッチングが施されたリン酸フォトボンド処理、ブライト充填のエナメル質との接合界面のSEM像。ブライトレジンが明るくなり、小さなフィラーが見られるようになる。しかしながら、エナメル質は硬いので、アルゴンイオンエッチングではほとんど影響を受けていない

図❹　リン酸とヒポクロ溶液で処理されたリン酸フォトボンド処理、ブライト充填のエナメル質との接合界面のSEM像。エナメル質に浸入硬化したフォトボンドレジンのタグ（中央）が見られる

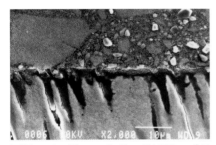 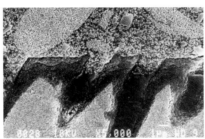 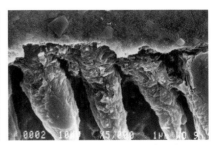

図❺　リン酸フォトボンド処理、ブライト充填の象牙質との接合界面のSEM像。象牙細管が深くエッチングされており、ブライトレジンは暗く有機質複合フィラーが見られる

図❻　アルゴンイオンエッチングが施されたリン酸フォトボンド処理、ブライト充填の象牙質との接合界面のSEM像。ブライトレジンが明るくなり、小さなフィラーが見られるようになる。象牙質最表層の脱灰層とその下の象牙質が明瞭に区別される

図❼　リン酸とヒポクロ溶液で処理されたリン酸フォトボンド処理、ブライト充填の象牙質との接合界面のSEM像。象牙細管に浸入硬化したフォトボンドレジンのタグ（中央）が見られる。細管の入り口は大きく開口し、レジンタグも太くなっている

ので、アルゴンイオンエッチングではほとんど影響を受けていない（図3）。リン酸とヒポクロ溶液で処理すると、エナメル質に浸入硬化したフォトボンドレジンのタグ（中央）が見られる（図4）。

リン酸フォトボンド処理、ブライト充填の象牙質との接合界面を**図5〜7**に示す。研磨面では象牙細管が深くエッチングされている像があきらかで、ブライトレジンは暗く有機質複合フィラーが見られる（図5）。アルゴンイオンエッチングが施されると、ブライトレジンが明るくなり、小さなフィラーが見られるようになる。象牙質最表層の脱灰層とその下の象牙質が明瞭に区別される（図6）。リン酸とヒポクロ溶液で処理すると、象牙細管に浸入硬化したフォトボンドレジンのタグ（中央）が見られる。細管の入り口は大きく開口し、レジンタグも太くなっている（図7）。

図8〜10に最初のセルフエッチングレジンボンディングシステム、ライナーボンドⅡ、AP-X充填とエナメル質との接合界面を示す。研磨面ではエナメル質は最表層のみ微妙にエッチングされている（図8）。アルゴンイオンエッチングが施されると、硬化したボンディングレジンが明るくなり、マイクロフィラーの凝集した小さなフィラーが見られるようになる。また、エナメル質の

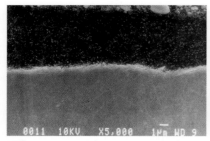
図❽ ライナーボンドⅡ、AP-X充塡とエナメル質との接合界面のSEM像。エナメル質は最表層のみ微妙にエッチングされている

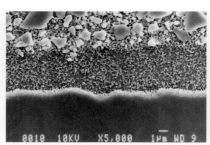
図❾ アルゴンイオンエッチングが施されたライナーボンドⅡ、AP-X充塡とエナメル質との接合界面のSEM像。硬化したボンディングレジンが明るくなり、マイクロフィラーの凝集した小さなフィラーが見られるようになる。また、エナメル質の最表層のエッチングされている部分が明瞭に観察される

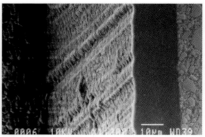
図❿ リン酸とヒポクロ溶液で処理されたライナーボンドⅡ、AP-X充塡とエナメル質との接合界面のSEM像。エナメル質に浸入硬化したボンディングレジンのタグ(中央)が見られるが、図4と比べるとタグの形成は浅い

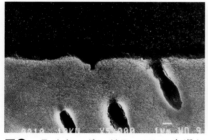
図⓫ ライナーボンドⅡ、AP-X充塡と象牙質との接合界面のSEM像。象牙細管は深くエッチングされていない。硬化したボンディングレジンは暗く、マイクロフィラーの凝集した小さなフィラーが不明瞭に見られ、象牙質最表層には暗い一層が見られる

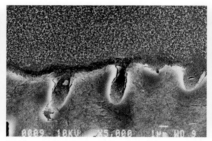
図⓬ アルゴンイオンエッチングが施されたライナーボンドⅡ、AP-X充塡と象牙質との接合界面のSEM像。硬化したボンディングレジンが明るくなり、マイクロフィラーの凝集した小さなフィラーが明瞭に見られるようになる。また象牙質の最表層の暗い部分は少し明るくなり、象牙質が脱灰されボンディングレジンが浸入した層であることがわかる

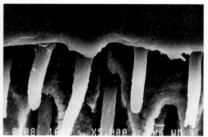
図⓭ リン酸とヒポクロ溶液で処理されたライナーボンドⅡ、AP-X充塡と象牙質との接合界面のSEM像。象牙細管に浸入硬化したボンディングレジンのレジンのタグが見られる。レジンタグはもともと太くなく、先端まで太さは変わらない

最表層のエッチングされている部分が明瞭に観察される（図9）。リン酸とヒポクロ溶液で処理するとエナメル質に浸入硬化したボンディングレジンのタグ（中央）が見られるが、図4と比べるとタグの形成は浅い（図10）。

ライナーボンドⅡ、AP-X充塡と象牙質との接合界面を図11〜13に示す。研磨面では象牙細管が深くエッチングされていない。硬化したボンディングレジンは暗く、マイクロフィラーの凝集した小さなフィラーが不明瞭に見られ、象牙質最表層には暗い一層が見られる（図11）。アルゴンイオンエッチングが施されると硬化したボンディングレジンが明るくなり、マイクロフィラーの凝集した小さなフィラーが明瞭に見られるようになる。また、象牙質の最表層の暗い部分は少し明るくなり、象牙質が脱灰され、ボンディングレジンが浸入した層であることがわかる（図12）。リン酸とヒポクロ溶液で処理すると、象牙細管に浸入硬化したボンディングレジンのレジンのタグが見られる。レジンタグはもともと太くなく、先端まで太さは変わらない（図13）。

われわれが行っているTEMを用いた接合界面

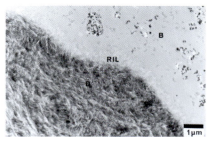

図❹ *in vitro* でのメガボンドと象牙質の界面の TEM 像。象牙質（D）の表層に薄い一層（RIL）が見られ、その幅は約 1 μm である。硬化したボンディング層中（B）には、凝集したマイクロフィラーが見られる

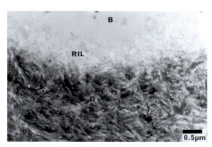

図❺ 図14の倍率を上げると、界面の様相はさらにあきらかとなり、RIL 中にアパタイトの残留が認められる

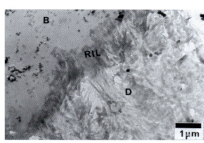

図❻ リンタングステン酸による電子染色を行うと、RIL は象牙質（D）より暗く見られる

の観察では、脱水前に脱灰するもの、薄切後にリンタングステン酸などによる電子染色を行うものなどの方法がある。

図14～17に *in vitro* でのメガボンドと象牙質の界面の TEM 像を示す。象牙質（D）の表層に薄い一層（RIL）が見られ、その幅は約 1 μm である。硬化したボンディング層中（B）には凝集したマイクロフィラーが見られる（図14）。倍率を上げると界面の様相はさらにあきらかとなり、RIL 中にアパタイトの残留が認められる（図15）。リンタングステン酸による電子染色を行うと RIL は象牙質（D）より暗く見られ（図16）、倍率を上げると RIL までその下の象牙質から伸びるコラーゲン線維が連続的に見られる（図17）。したがって、RIL 中のアパタイト粒子を見るためには無染色が、コラーゲン線維の状態を見るためには染色が推奨される。

図18～23に *in vivo* でのメガボンドと象牙質の界面の TEM 像を示す。象牙質の表層に薄い一層が見られ、その幅は約 1 μm 以下で図14よりあきらかに薄い（図18）。倍率を上げても象牙質最表層は不明瞭である（図19）。さらに倍率を上げると、アパタイトの小さな結晶がはっきりと認められるものの、表層の脱灰層は不明瞭である（図20）。

リンタングステン酸による電子染色を行うと、

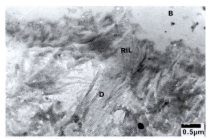

図❼ 図16の倍率を上げると、RIL までその下の象牙質から伸びるコラーゲン線維が連続的に見られる

低倍では象牙質表層に一層電子密度の高い層が見られる（図21）。中央の細管中には象牙芽細胞突起が見られる。倍率を上げると、やはり象牙質表層に一層電子密度の高い層が見られる（図22）。さらに倍率を上げると、象牙質最表層の電子密度の高い層までその下の象牙質から伸びるコラーゲン線維が連続的に見られる（図23）。したがって *in vitro* と *in vivo* では界面の様相が少し異なることが予想される。

被着体である歯質の研究

歯質に関する基礎的な知見は、研究を行う前に確認しておく必要がある。解剖学、組織学、生化学などの研究論文は非常に多いため、すべてを読んで記憶することは不可能であり、また日々新しい論文が掲載されている。そのため、すでに刊行

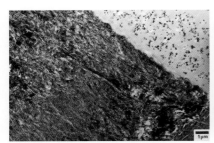
図⓲ in vivoでのメガボンドと象牙質の界面のTEM像。象牙質の表層に薄い一層が見られ、その幅は約1μm以下で、図14よりあきらかに薄い

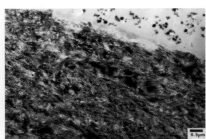
図⓳ 図18の倍率を上げても、象牙質最表層は不明瞭である

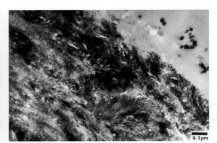
図⓴ さらに倍率を上げると、アパタイトの小さな結晶がはっきりと認められるものの、表層の脱灰層は不明瞭である

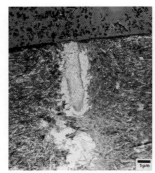
図㉑ リンタングステン酸による電子染色を行うと、低倍では象牙質表層に一層電子密度の高い層が見られる。中央の細管中には象牙芽細胞突起が見られる

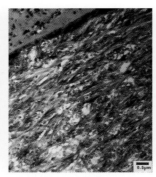
図㉒ 図21の倍率を上げると、やはり象牙質表層に一層電子密度の高い層が見られる

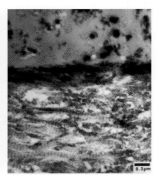
図㉓ さらに倍率を上げると、象牙質最表層の電子密度の高い層までその下の象牙質から伸びるコラーゲン線維が連続的に見られる

されている成書を読んで知識を得たり、知見を確認しておくことはそれほど困難ではない。それらの成書については、著者の論文[9]を参照されたい。

これまでの組織学の成書ではいわゆる組織学的知見が中心に記載されており、生化学的な知見についてはわずかなものに留まっていた。最近、パシュレイ、テイのジョージア医科大学のグループは、リン酸処理ウエットボンディングシステムなどによって形成された象牙質ハイブリッド層中でのコラーゲン線維の劣化が象牙質中に本来存在するメタロプロテナーゼによって引き起こされることに着眼し、より耐久性のある接着を確立するため、これらの酵素MMP-2(gelatinases)、MMP-3(stromelysin)、MMP-8(collagenase)、MMP-9(geratinases)、MMP-20(enamelysin)、Cathepsinsを阻害するものとして、①Protein cross-linking agent: glutaraldehyde, oroanthocyanidins, carbodiimide、②Specific inhibitors: SB-3GT, galardin、③Nonspecific inhibitors: CHX（chlorhexidinedigluconate）、Alcohols, BAC（benzalkonium chloride）について個々に検討を加えている。

また、脱灰されたハイブリッド層の再石灰化がやはり接着耐久性を向上させるとの着眼から、より生体の石灰化に近い方法を検討するために精力的に研究を続けている[10]。しかしながら、最近のレジンボンディング材の主流であるセルフエッチングシステム[11]のものでは、それほど厚いハイブ

リッド層は形成されず、これらの研究がそのまま当てはまるようではなさそうである。いずれにしても、より質の高い接着を目指していることに変わりはない。

 ## レジンボンディング材の化学

レジンボンディング材の成分をシステムごとに解説すると、以下のようになる。

1．トータルエッチングシステム

エッチング材として用いられているのは基本的にはリン酸の水溶液であり、その濃度は37％、あるいは50％のものが用いられている。これらはシリカのマイクロフィラーあるいは高級アルコールで増粘されている。

ボンディング材は、基本構造はBis-GMAなどの多官能メタクリレートに3G（TEGDMA）などの希釈剤、さらに機能性モノマーが数％含まれており、製品によっては、マイクロフィラーやフッ素徐放性を与えるためのフィラー、さらに重合触媒などが含まれている。

2．2ステップのセルフエッチングシステム

プライマーには比較的高い濃度で機能性モノマーが含有され、その他にHEMA、水、少量の触媒などが含まれている。

ボンディング材はトータルエッチングシステムと同様、基本構造はBis-GMAなどの多官能メタクリレートに3Gなどの希釈剤、さらに機能性モノマーが数％含まれており、製品によってはマイクロフィラーやフッ素徐放性を与えるためのフィラー、さらに重合触媒などが含まれている。

3．1ステップのセルフエッチングシステム

いわゆるオールインワンのシステムで、エッチング、プライミング、ボンディングの3種の効果を1液で発揮させようとするものであり、わが国で開発され世界に広まりつつある。比較的高い濃度で機能性モノマーが含有され、Bis-GMAなどの多官能メタクリレート、そのほかにHEMA、水、少量の触媒などが含まれている。また、製品によってはHEMA、水を含まず、アセトンを溶媒にしているもの、HEMAのみ含まず、アセトンと少量の水を溶媒としているものなどがある。最近の製品では、2種の異なった機能性モノマーを同時に用いて高い接着強さを獲得し、その耐久性も高く評価されているものもある。

これら以外に、ボンディングとはいわずにプライミングのみの処理で、コンポジットレジンを充填するタイプのもの[11]も現れているが、その接着強さはまだそれほど高いものではない。

以上、これらのボンディングシステムに用いられている種々のモノマー等をまとめたものが、ベルギー、ルーベン大学のVan Landuyt[12]により簡潔に記述されている。まず第一に、ボンディング材の骨組みを成すクロスリンキングモノマーとしてBis-GMA、UDMAなど10種、第二に機能性モノマーとしてフェニールPやM10Pなど、第三に機能性基をもったクロスリンキングモノマーとしてPENTAなどがある（図24）。

最近、Dental Materials誌に2編の総説論文が掲載された。第一編はパシュレイを筆頭とし、トータルエッチング・ウエットボンディングの最新の成果とこの種のボンディング材の将来展望を述べたもの[12]、第二編はファンメルベークを筆頭とし、セルフエッチングレジンボンディングシステムの最新の成果と、この種のボンディング材の将来展望を述べたものである[13]。

過去40年の間に、とくにわが国の歯科材料メーカーと研究者、および多くの臨床家のたゆまぬ努力によって、レジンボンディング材は驚くべき発展を遂げ、総山によって提唱された接着性レジンのための窩洞形成法[14]、さらに極めて審美的な修復を可能にしたコンポジットレジンとの併用によって、簡便容易な接着性修復を可能にした。今後もわが国の歯科大学における研究者や歯科材料メーカーの研究者が、諸外国の研究者に遅れるこ

図❷a　クロスリンキングモノマー

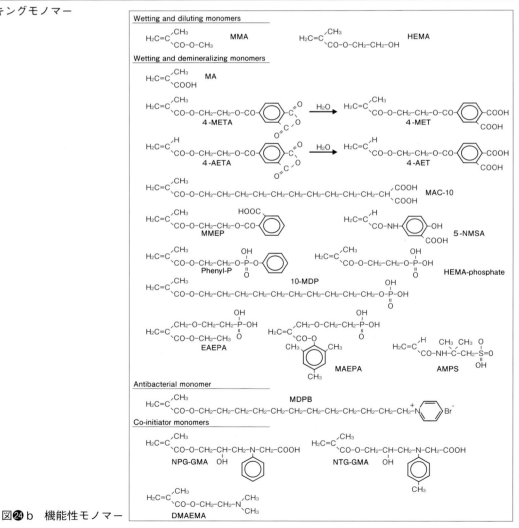

図❷b　機能性モノマー

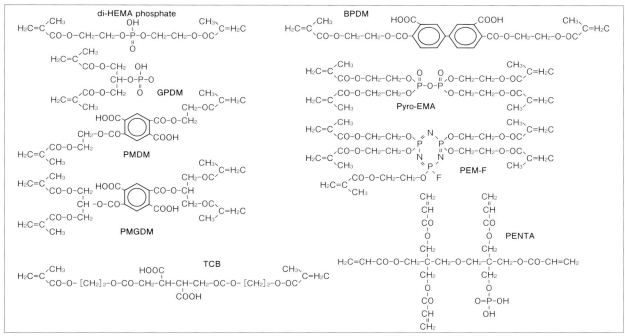

図㉔c 機能性基をもったクロスリンキングモノマー
図㉔a〜c レジンボンディング材に用いられている各種モノマー

となく最前線で立派な業績を挙げ、研究のうえですでに米国やヨーロッパの歯科大学に遅れをとってしまっているなどといわれることのないように奮起を促したい。

接着歯学の父といわれている総山、増原両先生、その他の諸先輩の先生方の、これまでの真剣でたゆまぬ努力に対して感謝を示すとともに、さらなるレジンボンディング材ならびにコンポジットレジンをはじめとする修復材料の展開を期待して稿を閉じる。

【参考文献】

1) 増原英一（編著）：歯科用接着性レジンと新臨床の展開. クインテッセンス出版，東京，2001.
2) 杉崎順平：コンポジットレジンの象牙質接着性に及ぼす各種プライマーの効果に関する研究. 日歯保存誌, 34: 228-265, 1991.
3) American Dental Association：New American Dental Association specification no. 27 for direct filling resins. Council on Dental Materials and Devices, J Am Dent Assoc, 94(6): 1191-1194, 1977.
4) Fusayama T: New Concepts in Operative Dentistry. Quintessence Publishing Co. Inc., Chicago, 1980.
5) Nakabayashi N, Pashley DH: Hybridization of Dental Hard Tissues. Quintessence Publishing Co. Inc., Tokyo, 1998
6) 山田敏元，他（編）：接着性コンポジットレジン修復の基礎と臨床. ヒョーロンパブリッシャーズ，東京，2007.
7) Hiraishi N, et al. : Monomer-collagen interactions studied by saturation transfer difference NMR. J Dent Res 92: 284-288, 2013.
8) Hiraishi N, et al. : Role of 2-hydroxyethyl methacrylate in the interaction of dental monomers with collagen studied by saturation transfer difference NMR. J Dent 42: 484-489, 2014.
9) 藤田恒太郎：歯の組織学. 医歯薬出版，東京，1957.
10) Pashley DH, et al. : State of the art etch-and rinse adhesives. Dent Mater, 27: 1-16, 2011.
11) Van Meerbeek B, et al. : State of the art of self-etch adhesives. Dent Mater, 27: 17-28, 2011.
12) 陶山雄司，他：新規接着システム PrimeFil の接合界面の観察と臨床応用. 接着歯学, 31 : 10-16, 2013.
13) Van Landuyt KL: Optimization of the chemical composition of dental adhesives (Thesis). Catholic University of Leuven, Leuven, 2008.
14) Fusayama T: A simple pain-free adhesive restorative system by minimal reduction and total etching. Ishiyaku EuroAmerica, Inc., Tokyo, 1993.

コンポジットレジン修復 私のオススメ「逸品」紹介

向井義晴
神奈川歯科大学大学院　う蝕制御修復学講座

V3システム（V3リング、V3マトリックス）　（デンツプライ三金）

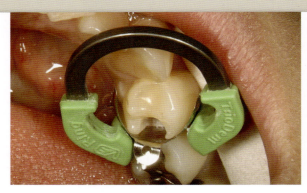

　本器材は、2級コンポジットレジンを充填する際に使用している隔壁システムである。マトリックスの厚みが15〜20μmと薄く、隔壁除去後にスペースができにくいことに加え、マトリックス自体に三次元的なカーブが与えられていること、また辺縁隆線部も内側に適度に湾曲していることから、隣接面形態と辺縁隆線部形態を付与しやすい。

　ウェーブウェッジを歯間に挿入後、リングのV字部分（タイン部）をウェッジに咬み合わせることにより、比較的容易にセッティングが可能である。幅のあるプラスチック製のタイン部により、さまざまな隣接面開口状態に適用できる。なお、リングおよびマトリックスともに光透過素材を使用したV4システムも販売されている。

　重合後に窩縁部の余剰コンポジットレジンを形態修正する際、スーパーファインバーが到達しにくい部位にはディスポーザブルメス#12を使用し、歯面と移行的に仕上げることも可能である。

泥谷高博
福岡県・ひじや歯科医院

シンフォニーハンドメイドシェードガイド　（3M ESPE）

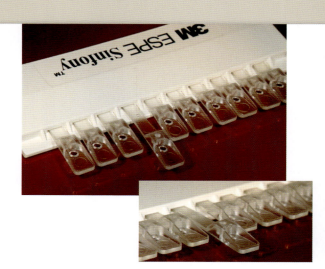

　カスタムシェードガイドを製作する場合、規格化された透明なブランクタブが必要である。この製品は10個の着脱式ブランクタブが付属している。写真のように0.5〜2mmの厚みになっており、厚みでどのくらいの色合いになるのかがわかりやすい。

　使用法は、トレイのなかにわずかに表面が盛り上がる程度のペーストをインスツルメントで充填し、清潔なガラス練板などでその上から圧接し、光照射器で重合させる。

　注意しなければならないのは、バリを取った後、研磨しないことである。ガラス練板で圧接しているため、表面は十分スムーズな面になっている。研磨で光沢を出しすぎると、反射光でシェードが確認しづらくなるからである。

高見澤俊樹
日本大学歯学部　保存学教室修復学講座

MM Resin Applicator
(製造：背戸製作所、販売：サンデンタル、他)

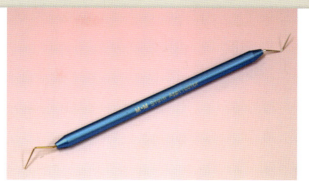

　予防拡大や便宜的な歯質の削除が不用な光重合型コンポジットレジン修復は、健全歯質の保護という観点において疑問の余地はない。しかし、狭小な窩洞や入口が狭い内堀窩洞、あるいはトンネル窩洞などにおいて、接着および充塡操作がスムースにいかない場合もある。

　「MM Resin Applicator」は、洗練されたフォルムを有する器具であり、そのボディカラーも存在感を示す、「いけている」道具といえる。

　このアプリケーターは、チタンコーティングされた球状の先端を有しているため、流れのよいレジンペーストを窩底に馴染ませる際に威力を発揮し、マイクロブラシでは塗布困難な狭小な窩洞へのボンド塗布にも便利である。また、咬合面充塡の際に行うステイン塗布などのキャラクタリゼーションにも使用できる。たった一本の器具で、その応用範囲は広く、使い勝手も際立っている。私の光重合型レジン修復に不可欠な「逸品」である。

黒川弘康
日本大学歯学部　保存学教室修復学講座

オプトラポル
(Ivoclar Vivadent)

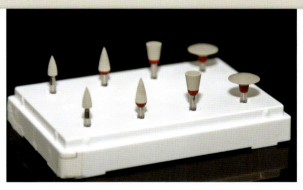

　形態修正に引き続き、研磨を十分に行うことで、光重合型レジンの有する優れた審美性を引き出すことが可能となる。一方、光重合型レジンは硬さが高いフィラーと、これに比較して硬さが低いマトリックスレジンから構成されていることから、光沢感のある表面性状に効率的に仕上げるのは比較的困難である。オプトラポルは研磨用のシリコーンポリッシャーであり、硬いバインダー中に微細なダイヤモンド砥粒を高密度（最大72％）に含むことで、フィラーとマトリックスレジン表面の凹凸を効果的に取り除き、短時間で光沢感の高い研磨面が得られる。また、回転数と研磨圧のコントロールによって、荒研磨から仕上げ研磨までをワンステップで行え、ディスクタイプの研磨システムのように複数のステップを追う必要がなく、操作が簡便である。形態として、カップやポイントがラインナップされ、平滑面や咬合面など、使用する部位に合わせた製品を選択できる。

コンポジットレジン修復 私のオススメ「逸品」紹介

天川由美子
東京都・天川デンタルオフィス外苑前

アダプトセクショナルマトリックス
（Kerr）

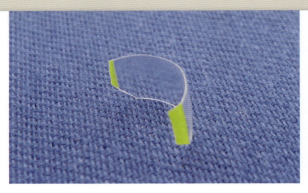

アダプトセクショナルマトリックスは、コンポジットレジン修復の隣接面隔壁用マトリックスである。歯冠の形態同様のカントゥアがあらかじめ付与されているマトリックスで、カントゥアの角度や幅によっていくつか種類がある。
角度については、
モデレート：緩いカントゥア、大臼歯・前歯部向
インクリーズド：大きなカントゥア、小臼歯向
となっており、幅は5.0mmと6.5mmの2種類ある。とくにその適応にはこだわらず、その歯の形態によって選択している。
また、ウェッジを併用することで、歯頸部マージン付近の適合を良好にすることもできる。
筆者は、コンポジットレジンの流れ具合や気泡が入っていないかどうか確認できるので、透明なものを愛用している。また、横だけではなく縦に使用することもある。

秋本尚武
神奈川県・秋本歯科診療所

コンポジタイト 3D シリーズ
（キャリソン デンタル ソリューションズ／モリタ）

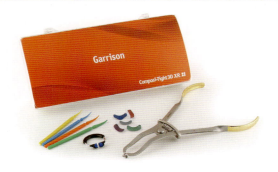

本製品は、マトリックスバンド、ウェッジ、リテーナーリングからなる2級CR修復用マトリックスシステムである。ここで紹介するスターターキットは、「スリックバンド」、「ウェッジワンド」、「3D リテーナー スモール」、そして「3D リングフォーセップス」で構成されている。
「スリックバンド」は、レジン接着材が付着しないように表面コーティングが施された厚さ38μmの豊隆付きマトリックスバンドである。CR修復後にメタルバンドが外れずに慌てることがあるが、スリックバンドではその心配がない。ハンドル付きウェッジの「ウェッジワンド」はプラスチック製で歯間部に挿入しやすい。「3D リテーナー スモール」は「スリックバンド」を歯頸部から包み込むように歯に密着して歯間離開も十分である。なお、「3D リテーナー スモール」は「3D リングフォーセップス」を用い、十分に離開させて頬舌側から挟み込むように装着するのがコツである。

奈良陽一郎
日本歯科大学生命歯学部　接着歯科学講座

クリアフィルボンド SE ONE
（クラレノリタケデンタル）
Scotchbond Universal Adhesive
（3M ESPE）

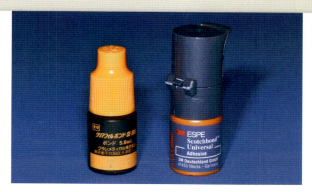

　クリアフィルボンド SE ONE（クラレノリタケデンタル：写真左）は、1ステップシステムでありながら、10秒間という処理時間で、う蝕罹患象牙質やくさび状欠損部露出象牙質に代表される"接着困難な被着面"にも安定した接着強さが獲得できる。加えて、微風乾燥後のボンディング材の厚さを薄くすることで接着効果が向上する性質は、術者にとって非常にコントロールしやすい。また、製品指定のレジンコア材を併用した場合、両者が接触することでコア材の化学重合が促進するという隠し技をもっている。

　これに一歩も譲らないのが、Scotchbond Universal Adhesive（3M ESPE：写真右）である。歯質への接着に加え、コンポジットレジン・陶材・セラミック等へのリペア前処理、予防填塞時の歯面処理、ポーセレンラミネートベニアの前処理、知覚過敏抑制、窩洞・支台歯の象牙質シーリングに応用できる汎用性が、術者に福音をもたらしている。

大谷一紀
東京都・大谷歯科クリニック

エステライトアステリア
（トクヤマデンタル）
インタープロキシマルカーバー
（ジーシー）

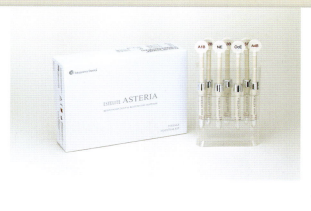

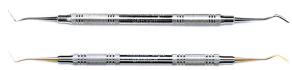

　エステライトアステリアは、わずか2層（エナメル、デンティン）の積層充填で自然感のある充填が可能な自費用コンポジットレジンである。色合わせが難しい大きなⅢ級やⅣ級窩洞でも、短いチェアータイムで審美的な充填がしやすくなった。

　インタープロキシマルカーバーは、表面が窒化チタン処理を施され、滑沢で傷がつきにくく、コンポジットレジンが離れやすい。また、非常に薄い刃部は適度な弾性をもち、隣接面だけでなく、唇側面の充填にも使いやすい。この充填器1本で、前歯の正確な形態付与を行うことができる。

コンポジットレジン修復 私のオススメ「逸品」紹介

田代浩史
静岡県・田代歯科医院

Pencure 2000 （モリタ）

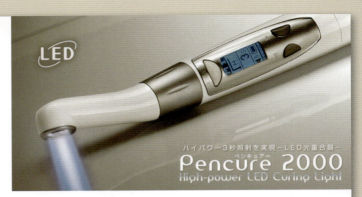

　大規模窩洞コンポジットレジン修復での光照射に関しては、窩洞の深さや形態によって必要部位への光到達量に大きな差が生じる。
　従来の一般的な光照射器では照射光が拡散して進行し、光強度は距離の二乗に比例して減衰する。従来の拡散型光照射器では、照射対象までの距離が5mm程度で、到達する照射光強度は50％程度にまで低下する。この光の特性を考慮して、照射光の拡散を抑制するように改良された平行型の光照射器が開発され、距離による光強度の減衰がおおいに改善された。
　この改良平行型の光照射器（Pencure 2000：モリタ）では、照射対象までの距離が5mm程度で、到達する照射光強度は80％程度を維持し、大規模窩洞での良好なコンポジットレジン修復の予後を支える大きな武器となっている（P.80「9 臼歯部のレイヤリングテクニック」参照）。

辻本暁正
日本大学歯学部　保存学教室修復学講座

ユニバット双眼ルーペ （サンデンタル）

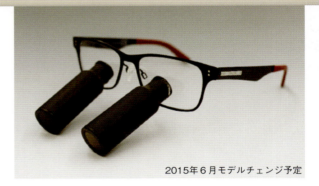

2015年6月モデルチェンジ予定

　窩洞形成に始まる一連のコンポジットレジン修復は、窩洞という限局された場所で行われる。したがって窩洞形成時には、除去すべき感染歯質と残すべき歯質との区別を明確にし、窩縁部において修復物との適合性に配慮する必要がある。人間の視力に限界があることを考慮すれば、テレスコープを用いた拡大視野で一連の操作を行うことが理想的であると考えられる。マイクロスコープのように数倍から数十倍の拡大率をもつ装置も魅力的であるが、コンポジットレジン充填で必要な拡大率は5倍程度であることを考慮すると、テレスコープの使用でその目的は達成できるであろう。ユニバット双眼ルーペは、2～4.5倍の倍率をカバーする光学システムを用いたテレスコープとして世界的評価を得ている。このテレスコープを臨床に使用する利点は枚挙にいとまがないが、クオリティーの高いコンポジットレジン修復を行うための必須の診療補助器具の一つといえる。

山本一世
大阪歯科大学　歯科保存学講座

VALO コードレス
（ウルトラデント）

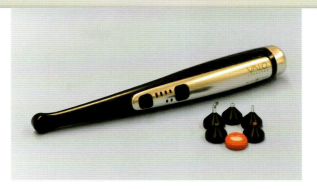

　VALO コードレスは、高出力 LED 照射器である。有線タイプもあるが、臨床的にはコードレスタイプのほうが使い勝手がよい。出力レベルとして 1,000、1,400、3,200mW/cm^2 の 3 つが選択でき、また 4 つの LED を組み合わせることで、395～480nm の広い波長帯域をカバーしている。さらにこの照射器は、アクセサリーとして先端部分にいろいろな形態のレンズを磁石でワンタッチに装着できるのが特徴である。とくに窩洞の深い部分に挿入できる「プロキシボールレンズ」は、コンポジットレジンの 2 級修復に有効であろう。またレジン系材料が浮き上がって見える「ブラックライトレンズ」や、充填されたコンポジットレジンやエナメル質クラックを発見しやすい「トランスルームレンズ」は、矯正治療におけるディボンディング後の余剰セメント検出や歯科検診時のコンポジットレジン修復の発見、歯冠破折の検査などに役立つスグレモノである。

伴 清治
愛知学院大学歯学部　歯科理工学講座

コンポマスター
（松風）

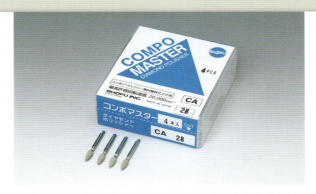

　コンポマスターは、松風のコンポジットレジン研磨用のゴム結合材のダイヤモンド研磨材である。コンポジットレジンは硬さの違う無機フィラーとレジンが複合化されたものであり、金パラ等を研磨する一般的な研磨材では十分に対応できない。十分な研磨特性を得るための対応策の一つとして、ダイヤモンド砥粒の配合が考えられる。ダイヤモンド砥粒は無機フィラーやレジンに比べて圧倒的に硬いため、均一に研磨することができる。

　本製品の特筆すべきところは、厳選された微細なダイヤモンド砥粒のみを多量に配合している点である。切れ刃の役割を果たすダイヤモンド砥粒が多く配合されることで、研磨面との 1 回転あたりの接触機会が増えるため、研磨効率が大幅に向上している。したがって、ホワイトポイントやカーバイドバー等で形を整えた後に本製品を用いれば、ワンステップで修復物の研磨面を平滑かつ光沢感のある状態に仕上げることが可能である。

コンポジットレジン修復 私のオススメ「逸品」紹介

岸川隆蔵
東京都・MIデンタルクリニック三宿池尻

レジン充填形成器 TMDU型タイプ2
（YDM）

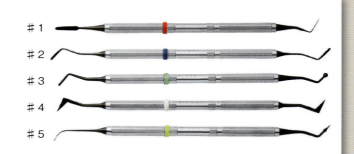

　私がおすすめする「逸品」は、YDM社製「レジン充填形成器　TMDU型タイプ2」である。＃1〜5までの5本セットで、＃1は前歯部唇側面・隣接面、＃2は小臼歯部唇側面・臼歯部咬合面、＃3は臼歯部咬合面・前歯部舌側面、＃4はマージン部、＃5は臼歯部咬合面に対応とされている。
　ダイヤモンドライクカーボン（DLC）がコーティングされており、レジン離れもよく、耐久性に優れている。また、顕微鏡使用時もコーティング色が黒であるため、ライト光が反射せず使用しやすい。
　＃1は前歯のみならず最後方臼歯部遠心充填時、＃2は咬合面咬頭成形時、＃3はレジンの圧接時、＃4はボンディング材やレジンのバリ除去時に重宝している。とくに、＃5は咬合面小窩裂溝部の成形に優れており、他社にはみられない形態となっている。まさにぜひ使用してもらいたい「逸品」である。

坪田有史
東京都・坪田デンタルクリニック

バルクベース
（サンメディカル）

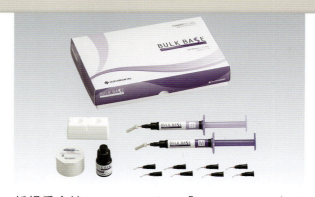

　歯科用コンポジットレジンは、一般的に重合性モノマー、重合開始剤およびフィラーから構成されている。この重合性モノマーとして、Bis-GMAやUDMAが多くの製品で使用されてきた。しかし、これらのモノマーに起因する強度、重合収縮など、いくつかの問題点が指摘されている。とくに重合収縮は接着面に生じるコントラクションギャップの発生を招き、二次う蝕、歯髄刺激、修復物の脱落などの原因となる。この「バルクベース」は、新規重合性モノマーである「LPSモノマー」を採用し、低い重合収縮率が特徴のフロアブルコンポジットレジンの裏層材である。一般的にコントラクションギャップの発生を抑えるため積層法が行われるが、「バルクベース」の使用により、約4mmの厚みで一括充填が可能となる。コンポジットレジン充填、インレー修復の裏層材として操作性がよく、とくに長期にわたる経過観察が必要なケースで非常に有用性が高い。

冨士谷盛興
愛知学院大学歯学部　保存修復学講座

インジェクタブルレジン各種

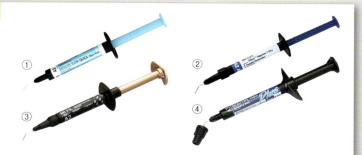

　各社製品それぞれに特徴があり、自分がどういう症例にどのような目的で使いたいかをよく考えて材料を選択するのがポイントである。以下、各製品の特徴を列挙する。
- 筆で薄膜塗布できる：Estelite Flow Quick High Flow（①）
- ライニング：Filtek Supreme Ultra Flow（②）
- レジンコーンテクニック：MI Fil（③）、Beautifil Flow Plus F00、Clearfil Majesty ES Flow Super Low
- フッ化物徐放性：Beautifil Flow Plus F00、F03（④）
- セルフシャイニング：MI Fil、MI Low Flow、MI Flow II、Estelite Flow Quick

山田敏元
虎の門病院　歯科

Beautifil Opaquer （松風）

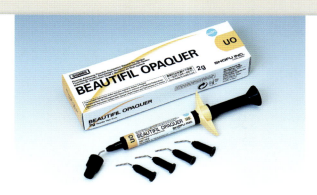

　最近、フロアブルレジンが日常の臨床でも頻用されるようになり、コンポジットレジン修復のバリエーションも広がってきている。各メーカーは独自の技術を生かした色調豊富な流れのよいフロアブルレジンを市販しており、金属や変色した歯質の色を遮断するためのオペーク効果をもつシェードも各種用意されている。しかし、より確実な色調遮断効果を期待するためには、これらオペーク色のフロアブルレジンでは不十分な場合も多いのが現状である。私は硬質レジン前装冠の補修や重度に変色した歯質をカバーするときに現在でも重宝しているのがオペーカーレジンである。そのなかでも、すでに市販されて5年以上経過しているが最も信頼できるのがビューティフィルオペーカーである。高い色調遮断効果と優れた硬化性、適度な流れと操作性が臨床でおおいに役立っている。シリンジ内での固化が起こりにくい点も評価できる。さらに各種イオンの放出による再石灰化誘導や耐酸性の向上が報告されている独自のS-PRG技術は、修復物の予後に貢献できる材料の機能面からも期待できると考えている。オペーク色のフロアブルレジンとの併用で、より審美的な修復を行うために不可欠な材料として、改めて本材料を推奨させていただく。

医療用小器具防錆洗浄液

Z-1eco FINE LIQUID

ファインリキッド

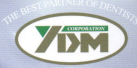

パワフルな 洗浄力

優れた 防錆力

安心の 低価格

滅菌効果は 洗浄力 で差がつく

Q. 滅菌するから、洗浄は適当でもいいの？

A. 確実な滅菌には滅菌前に十分汚れを落とすことが大切です。

器具に付着した有機物や汚れは滅菌作用を減弱させたり、器具に固着してサビやシミの原因となります。また、滅菌前に洗浄によって汚染微生物を減らすことは、滅菌の質の向上につながります。

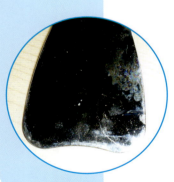

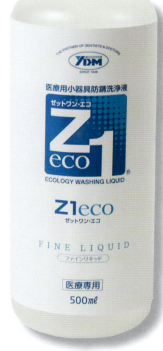

ゼットワンeco ファインリキッド…500ml
標準価格 ￥4,800
（標準希釈200倍にて1Lあたり￥48）

無料サンプル進呈中

お申し込みは、ＴＥＬ・ＦＡＸ・E-mail にて
【お名前・ご職業・医院名・住所・ＴＥＬ】をお伝え（ご記入）ください。
※恐れ入りますが、サンプルの進呈は、同医院様1回限りとさせていただきます。

株式会社YDM　TEL：03-3828-3161　FAX：03-3827-8991　E-mail：ydm@ydm.co.jp
http://www.ydm.co.jp 〒114-0014　東京都北区田端6-5-20

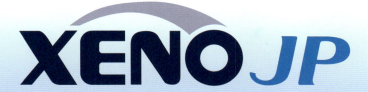

XENO JP

歯科用象牙質接着材
クシーノJP

テクニックエラーの少ない1液性ボンディング材

- 歯面の湿潤環境に影響されない
- エアブロー圧の影響を受けにくい
- フッ素徐放性

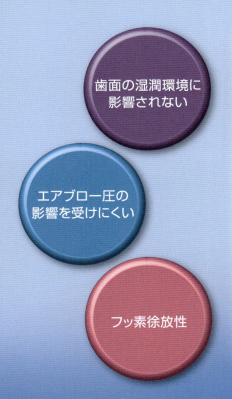
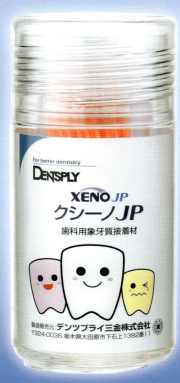
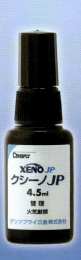

クシーノJP セット品
製品番号：N12270010210
価　　格：7,800円

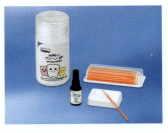

クシーノJP 単品包装
製品番号：N12270010211
価　　格：6,800円

単品包装は、ゴミを最小限に抑えたエコパック

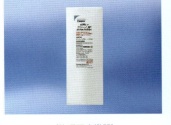

●販売名：クシーノJP　●一般的名称：歯科用象牙質接着材　●医療機器認証番号：220AGBZX00310000　●クラス分類：クラスⅡ（管理医療機器）

デンツプライ三金株式会社
東京本社　〒106-0041 東京都港区麻布台1-8-10

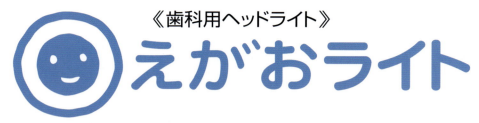

えがおライト
《歯科用ヘッドライト》

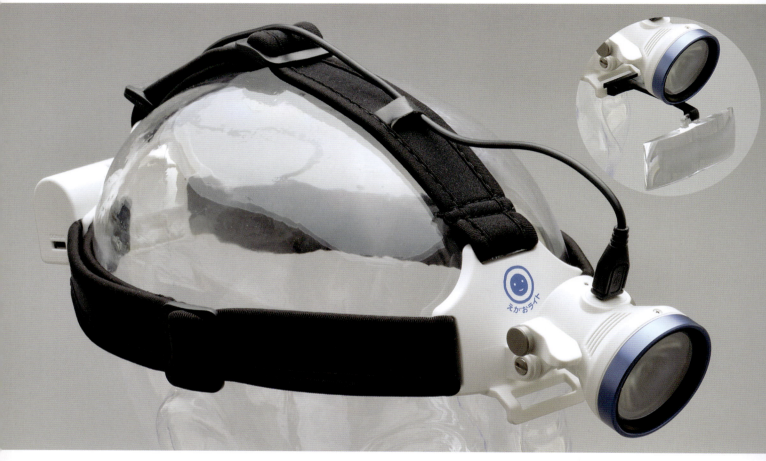

自然光に近く、口腔内を均一に照らすプロギア。

●一般的な白色LEDライトの演色性Ra60〜70に対し、太陽光のRa100に迫る「Ra95/色温度5000K」という自然で正確な光を実現しました。●左右どちらの手でもON/OFFできる両側スイッチ、グローブをしたままでも操作しやすい大きめの3段階調光レバー、仰角範囲が広い照射ヘッド等々の使いやすい機能を数多く搭載。●ルーペ付きの「えがおライト プラス」も、2種ラインアップしました。●最大照度で5時間も持続するリチウムイオンバッテリーは、付属のUSB-ACアダプターだけでなくPCのUSBポートやモバイルバッテリーからも充電可能です。●訪問診療に、学校検診に、チェアサイドや技工所でのシェード確認に、一台あればなにかと便利な「えがおライト」です。

えがおライト: 39,800円（付属品一式付き、税別標準価格）
えがおライト プラス: 48,000円（1.7倍または2.5倍ルーペ・付属品一式付き、税別標準価格）
リチウムイオンバッテリー: 6,300円（別売品、税別標準価格）
パイル地ヘッドベルト: 2,900円（別売品、税別標準価格）

●額帯灯 ●一般医療機器 ●医療機器届出番号13B2X10030000006/13B2X10030000007（えがおライト プラス） ●特許出願中

●パイル地ヘッドベルト
吸水性に優れ、洗濯が可能です。
お客様が簡単に交換できます。

発売元 株式会社デントロニクス
〒169-0075 東京都新宿区高田馬場1-30-15 TEL（03）3209-7121 FAX（03）3232-6764
製造販売元 株式会社デントロケミカル（製造販売業13B2X10030）〒198-0023 東京都青梅市今井3-2-12 TEL（0428）30-7450

www.dentronics.co.jp

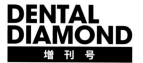

増刊号

好評発売中！

歯科の痛みを見極める
診断・治療 50のQA

編集委員 **和嶋浩一**
（慶應義塾大学医学部　歯科・口腔外科学教室）

A4判変型／156頁／オールカラー
定価(本体5,000円＋税)

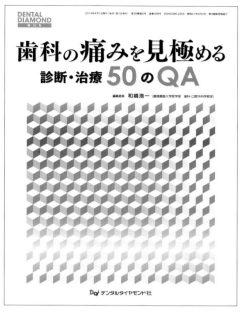

――複雑化する「痛み」を知り、さまざまな治療法を身につける――

患者が訴える痛みを正しく見極め、不安なく治療を受け入れるための方策を身につけることは、患者との信頼関係を築くうえでとても重要なことです。歯痛と非歯原性疼痛の鑑別のポイントや、治療困難な痛みへの対応等について、QA形式でわかりやすく解説。歯科で対応すべき「痛み」を診る目を養うための一助となる一冊。

――― CONTENTS ―――

序章
1 歯科における痛みの見方
2 「臨床診断推論」入門

第I章
歯痛　鑑別診断のポイント
3 根管治療後も続く歯痛①
4 根管治療後も続く歯痛②
5 エンド後歯痛の疫学
6 単純性歯髄炎の診断①
7 単純性歯髄炎の診断②
8 頑固な知覚過敏への対応
9 深いう蝕：抜髄、保存の判断
10 覆髄の予後を予測する症状
11 亀裂による歯痛
12 エンドーペリオ病変、上行性歯髄炎
13 筋・筋膜性歯痛
14 神経障害性歯痛
15 群発頭痛による歯痛
16 上顎洞性歯痛
17 歯原性歯痛と非歯原性歯痛の識別：両面からのアプローチ

第II章
非歯原性疼痛　鑑別のポイント
18 無痛な口腔がんの早期発見
19 三叉神経痛、舌咽神経痛（Firstbite）の鑑別ポイント
20 顔面片頭痛、片側頭痛、群発頭痛
21 高齢者の顎関節症と側頭動脈炎鑑別
22 顎関節症の痛み
23 顔面痛：頸部筋からの関連痛

第III章　治療困難な痛みへの対応
24 歯冠修復後の不快症状
25 抜髄後の不快症状
26 根管治療後の頑固な打診痛
27 咬合違和感が消えない
28 抜歯後疼痛
29 睡眠時ブラキシズムによる顎関節症
30 若年者の顎関節症関連症状
31 筋・筋膜性歯痛
32 筋性顎関節症：診断・治療
33 舌痛症：心因性、神経障害性、口腔カンジダ症
34 心気症による舌痛症
35 破局的考えの慢性疼痛
36 鎮痛薬の効果的な投与法

第IV章　口腔顔面痛　トピックス
37 下歯槽神経損傷予防
38 インプラント治療後の感覚麻痺、痛みが残る
39 帯状疱疹の痛み
40 神経障害性疼痛としてのバーニングマウス症候群
41 神経障害性疼痛と交感神経依存性疼痛
42 外傷性神経障害性疼痛の疫学
43 外傷性神経損傷の予後
44 神経損傷とその回復
45 局所麻酔による神経障害性疼痛の予防法

第V章　歯科の痛みの特性
46 象牙質知覚過敏の原因
47 痛みの薬物療法①
48 痛みの薬物療法②
49 侵害受容性疼痛・神経障害性疼痛・心因性疼痛
50 異所性疼痛・非歯原性疼痛・非歯原性歯痛

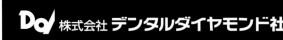

〒113-0033　東京都文京区本郷3丁目2番15号
TEL 03-6801-5810(代) / FAX 03-6801-5009
URL：http://www.dental-diamond.co.jp/

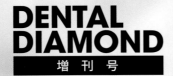

DENTAL DIAMOND 増刊号

好評発売中！

臨床力アップにつながる
歯の破折の診断と処置

【編集委員】
北村和夫（日本歯科大学附属病院）
貞光謙一郎（奈良県・貞光歯科医院）

CONTENTS

第1章　歯の破折の診査、診断と治療

第2章　歯の破折の処置（症例別対応）
1. 永久歯の亀裂への対応
2. 露髄を伴わない歯冠破折
3. 露髄を伴う歯冠破折
4. 歯冠歯根破折
5. 歯根破折
6. 歯根破折による抜歯後の対応
7. 乳歯の破折への対応
8. 高齢者の歯の破折への対応
9. その他

第3章　歯の破折の予防

「歯が折れた」症例ばかりを集めた最新ガイドです

臨床で遭遇する歯冠破折や歯根破折など、歯の破折に的を絞り、開業医が行うべき診断と処置を、最新の知見を元に解説している。さらには、歯の破折の予防、抜歯後の対応までを症例別に網羅。一般開業医の歯の破折に対する最新のガイドとなり、日常臨床のスキルアップに繋がる必携の一冊である。

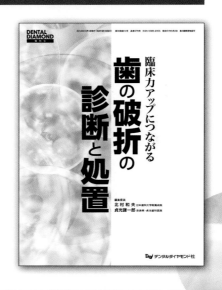

A4判変型
180頁／定価（本体5,000円＋税）

 株式会社デンタルダイヤモンド社

〒113-0033　東京都文京区本郷3丁目2番15号
TEL 03-6801-5810(代) / FAX 03-6801-5009
URL：http://www.dental-diamond.co.jp/

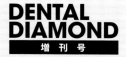

DENTAL DIAMOND 増刊号

歯周病治療の臨床
疾患改善のキモは歯科医師にアリ!

編集委員
飯野　文彦（東京都・いいの歯科医院）
大八木孝昌（神奈川県・歯科おおやぎ）

歯周病治療の基礎を見落とすな!

"日本人の8割が罹患している"ともいわれる歯周病だが、近年の歯周病治療は急速に進歩を遂げた。しかし、基礎を見落とした歯周病治療が行われてしまい、なかなか改善がみられない場合や、治療を歯科衛生士に任せっきりにして、歯科医師がほとんど治療にかかわらない場合も多いようである。本増刊号では、歯周病を治すには何が必要なのか、治療の基礎を見直し、歯科医師がおさえておくべきポイントを解説する。

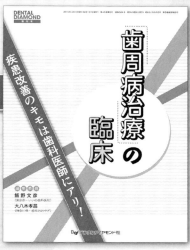

A4判変型・176頁・オールカラー
本体5,000円+税

CONTENTS

序章　歯周病原性細菌と免疫
1. 歯周病をどう捉えるか?　落合邦康

第1章　歯周基本治療
1. プラークコントロール　飯野文彦
2. ルートプレーニングに必要な知識
　──歯と歯周組織の解剖学　江澤庸博
3. 歯周病治療を主軸に置いた院内システム　稲垣伸彦
4. 歯周病治療における咬合調整　大八木孝昌
5. 歯周病治療におけるデンタルX線とその読像　若松尚吾

第2章　歯周外科処置
1. 歯周組織再生療法におけるフラップデザイン　安藤 修
2. 再生療法材料の選択　二階堂雅彦
3. ソフトティッシュマネジメント　中村茂人
4. 切除療法と組織付着療法　安藤正明

第3章　歯周病と全身疾患
1. 歯周病が全身を蝕む　安田直正　他

第4章　咬合治療
1. 歯周病における咬合治療　川口 敦
2. 歯周・矯正治療　土岡弘明
3. 歯周・インプラント治療　吉野宏幸
4. 咬合崩壊を伴う歯周病治療　鎌田征之

第5章　SPT・メインテナンス
1. メインテナンスの目的とは
　──歯科衛生士の立場から　南 香織
2. 歯周病患者の補綴物製作
　──歯科技工士の立場から　津久井貴光
3. 患者が主役のSPT・メインテナンス
　──歯科医師の立場から　吉村英則

株式会社 デンタルダイヤモンド社
〒113-0033　東京都文京区本郷3丁目2番15号
TEL 03-6801-5810(代) / FAX 03-6801-5009
URL : http://www.dental-diamond.co.jp/

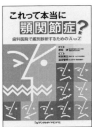

デンタルダイヤモンドの歯学書籍と映像 http://www.dental-diamond.co.jp/

- 書籍・映像商品のご注文はデンタルダイヤモンド協販店（歯科商店）、歯大売店、医書専門店等で承ります。
- 弊社宛直接お申し込みの場合は、送料実費をお申し受けいたします。
- 書籍・映像商品の資料ご希望の方は弊社販売課宛にTEL、FAXにてお申し付け下さい。
- 定価は本体価格に消費税額を加算したものとなります。
- 本欄に掲載されている歯学図書と映像は2015年7月1日現在のものです。在庫僅少等諸般の事情により、予告なく絶版・販売終了することがあります。

臨床一般

臨床のレベルアップPOINT まずは60　千田 彰／伊藤公一／椎木一雄／村岡秀明／戝部 洋	本体6,000円＋税
歯科なるほどホント学　井上 孝	本体3,300円＋税
歯科なるほどボウケン学　井上 孝	本体3,100円＋税
歯科なるほどケンサ学　井上 孝	本体3,100円＋税
歯科なるほどイロイロ学　井上 孝	本体3,200円＋税
140字の歯科臨床　タカシのツイッター　井上 孝	本体2,000円＋税
保険診療の患者さんが「自費でお願いします」ドクター20人の「自由」プレゼンテーション　塩田博文 ほか	本体5,800円＋税
自由診療それぞれ　患者治療の最高最善　近藤隆一 ほか	本体5,800円＋税
自由診療のステップbyステップ　腕を上げたい うまくなりたい　吉田秀人 ほか	本体5,800円＋税
歯科用 半導体レーザーの基礎と実践テクニック　西山俊夫	本体10,000円＋税
低侵襲で質の高い CO_2レーザー臨床　荒川義浩	本体7,000円＋税
レーザー歯学の手引き　日本レーザー歯学会　新刊	本体7,000円＋税
歯を長期に守る救歯臨床　黒田昌彦／伊藤公二／西原英志／服部夏雄／法花堂 治	本体7,000円＋税
聞くに聞けない　臨床手技のピンポイント37　松本勝利	本体6,000円＋税
医院すたいる　診療スタイル それぞれ　村岡秀明	本体7,000円＋税
Making Smile 〜キレイな口元で素敵な笑顔になるために〜　須崎 明　新刊	本体3,800円＋税

補綴・咬合

支台歯形成のベーシックテクニック　岩田健男	本体9,000円＋税
前歯部欠損補綴のトリートメントデザイン　小川勝久／木本克彦	本体9,000円＋税
行田克則の臨床アーカイブ　補綴メインの長期100症例　行田克則　新刊	本体20,000円＋税
主機能部位に基づく実践咬合論　加藤 均	本体8,600円＋税
中沢勝宏の誰にでもわかる咬合論　中沢勝宏	本体10,000円＋税
小出 馨の臨床が楽しくなる咬合治療　小出 馨	本体8,000円＋税
これって本当に顎関節症？　原田 清／和気裕之／澁谷智明　最新刊	本体6,000円＋税

有床義歯

村岡秀明の総義歯臨床図鑑　村岡秀明	本体10,000円＋税
村岡秀明の総義歯咬合採得 咬合調整　村岡秀明	本体10,000円＋税
デンチャー ライニング　濱田泰三／村田比呂司	本体6,200円＋税
ティッシュコンディショナー　濱田泰三	本体6,200円＋税
義歯の洗浄　濱田泰三／二川浩樹／夕田貞之	本体5,600円＋税
義歯安定剤　濱田泰三／村田比呂司／夕田貞之／玉本光弘／貞森紳丞	本体5,600円＋税
総義歯製作ガイダンス　豊田静夫／鬼塚智仁	本体5,000円＋税
塩田博文語録　塩田博文	本体2,800円＋税
塩田博文の軟化パラフィンワックス臼歯部咬合法って何？　塩田博文	本体12,000円＋税
塩田博文の義歯物語 自費が生まれるとき　塩田博文	本体19,000円＋税
1枚の写真ではじまる　12人の義歯臨床　村岡秀明	本体5,000円＋税
機能的でより美しい Dr.カワラダによる審美補綴臨床　川原田幸三	本体9,000円＋税

これからの義歯治療とインプラントオーバーデンチャー	亀田行雄	本体7,600円＋税
インプラントパーシャルデンチャー　IARPDの臨床	亀田行雄　**新刊**	本体8,500円＋税
Denture World ～義歯で口福になるために～	戸田　篤	本体3,400円＋税

開業医のための実践デンチャーシリーズ

塩田博文の義歯力	塩田博文	本体8,600円＋税
村岡です。	村岡秀明	本体4,400円＋税
総義歯臨床のHands-on	松下　寛／杉山雅規	本体7,200円＋税
What is Suction Denture?	佐藤勝史　**新刊**	本体8,000円＋税
1歯欠損から1歯残存までを補綴する　Best Denture Design	谷田部　優　**新刊**	本体7,200円＋税

クラウンブリッジ

デンタルカラーマネジメント　十人十色	島田和基／南　清和　ほか	本体6,000円＋税
口腔にやさしいエコ・サイジングの修復治療	福島俊士	本体6,600円＋税

インプラント

裸のインプラント	原　正幸／井上　孝	本体7,600円＋税
それからの裸のインプラント	井上　孝／原　正幸	本体8,200円＋税
インプラントのトラブル解決FAQ	原　正幸／インプラントを考える会	本体6,000円＋税
インプラントのセーフティーネット～臨床検査のある風景～	井上　孝／松坂賢一／矢島安朝／武田孝之	本体6,400円＋税
臨床医のためのインプラント治療原論	古賀剛人／佐藤るり	本体12,000円＋税
自家骨によるインプラント治療のための骨造成法	澤　裕一郎	本体13,800円＋税
DHが行う　インプラントメインテナンスのスタンダード	岩﨑美和	本体3,600円＋税
DHが語る　インプラントがおもしろいほどわかる本	岩井理子／小川洋一　**新刊**	本体3,200円＋税

インプラント修復の臨床基本手技シリーズ

インプラント修復の臨床基本手技シリーズセット（全4巻、ケース入）		本体29,000円＋税
1　診査・診断	小宮山彌太郎／松永興昌	本体7,000円＋税
2　外科	小宮山彌太郎／河奈裕正	本体7,600円＋税
3　補綴	小宮山彌太郎／関根秀志	本体7,400円＋税
4　トラブル対応とメインテナンス	小宮山彌太郎／木津康博	本体7,000円＋税

保存修復

猪越重久のMI臨床―接着性コンポジットレジン充填修復	猪越重久	本体8,400円＋税
接着がゆく	猪越重久	本体6,000円＋税
臨床の達人5　眞坂信夫　接着臨床を究める	眞坂信夫	本体7,400円＋税
LET'S WHITENING	近藤隆一	本体3,800円＋税

歯内療法

パーフェクト歯内療法	髙島憲二	本体10,000円＋税
エンジンファイル ON　早く・簡単・正確・安全・経済的な歯内療法を求めて	阿部　修	本体5,600円＋税
歯内療法のインデザイン	青木慎一郎	本体5,800円＋税
機能的な歯内治療	庄司　茂	本体8,400円＋税
歯内療法における臨床思考の技術	高橋慶壯	本体12,000円＋税
歯牙破折の分類・診査・診断・マネージメント	石井　宏／尾上正治／清水花織／李　光純　**最新刊**	本体8,000円＋税

歯周治療

スタンダード歯周治療　泉澤勝憲	本体7,500円＋税
PERIODONTAL FLAP　フラップ手術 実践テクニック　申 基喆	本体11,000円＋税
歯周外科とインプラント外科手術のための 縫合　申 基喆	本体10,000円＋税
コレクテッドエビデンスシリーズセット（全3巻、ケース入）	本体26,000円＋税
コレクテッド エビデンス vol.1　弘岡秀明	本体8,000円＋税
コレクテッド エビデンス vol.2　弘岡秀明	本体8,000円＋税
コレクテッド エビデンス vol.3　症例集　弘岡秀明／菅野太郎	本体10,000円＋税
くすりが活きる歯周病サイエンス　王 宝禮	本体5,000円＋税
新・上間京子のシャープニングそのまんま図鑑　上間京子	本体3,000円＋税
上間京子のSRPそのまんま図鑑　上間京子	本体3,000円＋税
SRPのArt & Science　長谷ますみ	本体5,000円＋税
患者さんに喜ばれる歯ブラシコーディネート術　長谷ますみ／玉木恵理子／津田志麻／休 尚子	本体5,000円＋税
教えて先輩！ハイジニストワークお悩み相談室へようこそ　青木 薫　最新刊	本体3,400円＋税

歯科矯正

開業医のための矯正治療ナビゲーション　青島 攻	本体12,000円＋税
GPのための予防矯正臨床5W1H　萩原 均	本体9,500円＋税
歯並びコーディネーター　日本成人矯正歯科学会	本体4,400円＋税
GPのための床矯正・矯正のすすめ　鈴木設矢	本体14,600円＋税
GPのための床矯正・矯正のすすめ　活用編　鈴木設矢	本体16,000円＋税
なぜ？からはじまる 床矯正治療のQ&A 1st step　鈴木設矢／大河内淑子／大澤亜弓／鈴木晴子／田中幹久　新刊	本体8,000円＋税
JETsystem　成田信一	本体8,400円＋税
歯列矯正治療の失敗と再治療　菅原準二	本体17,000円＋税
矯正臨床　髙橋正光／保田好隆／武内 豊／齋藤 茂／渡辺隆史	本体15,000円＋税
フルパッシブ矯正の理論と臨床　田村 元	本体20,000円＋税

口腔外科

わたしの難抜歯ストーリー　和気裕之／立花忠夫	本体6,000円＋税
若い歯科医と研修医のための 口腔外科はじめましょう　椎木一雄／佐々木次郎　ほか	本体7,000円＋税
新 スタンダード歯科小手術　伊東隆利	本体9,400円＋税

口腔診断・歯科X線・全身管理

Dd 診断力てすと 第3集　渡辺隆史	本体4,600円＋税
Dd 診断力てすと 第4集　山根源之	本体4,600円＋税
デジタルX線—その導入と活用　大坪青史	本体7,000円＋税
鑑別診断 パノラマX線写真　五十嵐千浪／小林 馨　最新刊	本体3,800円＋税
検査・検査値・全身疾患　道 健一／古屋英毅／作田正義／久保木芳徳	本体5,825円＋税
口腔医療に必要な臨床検査　井上 孝／松坂賢一	本体4,400円＋税
チャート式 こんな患者が来院したら……歯科治療と全身疾患　和嶋浩一／井上 孝／和気裕之	本体5,400円＋税
歯科治療の安全往来 慢性全身疾患50ガイダンス　佐藤田鶴子	本体4,000円＋税

予防歯科

ブラッシング指導成功への道—実力養成編　丸森賢二	本体3,107円＋税
臨床の達人4　熊谷 崇 はじめに予防ありき　千田 彰／村岡秀明／今井文彰／飯島国好	本体6,800円＋税
ヘルスケア歯科診療室発　予防歯科のすぐれモノ17＋α　書籍編集部編	本体5,600円＋税
歯科発 ヘルシーライフ プロモーション　花田信弘／武内博朗	本体6,400円＋税

最新3DS環境 う蝕ステージ ペリオステージ	武内博朗	本体5,600円＋税
歯原性菌血症を防ぐ 3DSセラピーガイドブック	花田信弘／浦口昌秀／武内博朗	本体1,300円＋税
フッ化物についてよく知ろう	飯島洋一	本体5,400円＋税

高齢者・障害者歯科・口腔ケア

訪問歯科診療で活用する食介護の知識と実践	市川文裕	本体3,400円＋税
黒岩恭子の口腔リハビリ＆口腔ケア	黒岩恭子	本体3,000円＋税
黒岩恭子の口腔ケア（DVD）	黒岩恭子	本体4,000円＋税
なぜ「黒岩恭子の口腔ケア＆口腔リハビリ」は食べられる口になるのか	北村清一郎ほか	本体5,000円＋税
"ホント"を学びたい人のための口腔ケア	泉澤勝憲	本体6,000円＋税
障害のある方の歯とお口のガイドブック	長田 豊 新刊	本体1,800円＋税
はじめよう在宅歯科医療	細野 純／冨田かをり 新刊	本体4,800円＋税

隣接医学

歯科医の知っておきたい医学常識103選	佐々木次郎／西田紘一／鳥居正雄／吉田清幸	本体5,500円＋税
続・歯科医の知っておきたい医学常識95選	佐々木次郎／増田正樹／鳥居正雄／吉田清幸	本体5,728円＋税
この疾患 医科で診る？ 歯科で診る？	天笠光雄 ほか	本体6,000円＋税
歯科と金属アレルギー	井上昌幸／中山秀夫	本体6,311円＋税

生理

口腔の生理から？を解く	森本俊文	本体6,000円＋税
新・口腔の生理から？を解く	森本俊文	本体6,400円＋税

病理

口腔の病態を診る	長谷川博雅	本体6,600円＋税
口腔病変クローズアップ	高田 隆／小川郁子	本体7,000円＋税
口腔病態＆身体病変の相互関係を探る	井上 孝／石 和久／松坂賢一	本体7,000円＋税

薬理

歯科医のためのパーソナルドラッグ わたしのQ&A36	影向範昭／東理十三雄	本体3,000円＋税
内科的歯科治療―くすりの時間です	今井文彰 ほか	本体5,200円＋税
歯科におけるくすりの使い方 2015-2018	金子明寛／須田英明／佐野公人／柴原孝彦／川辺良一 新刊	本体8,000円＋税
知っておきたい歯科衛生士のためのくすりの知識	佐野公人／永合徹也／秋山麻美／竹野敏彦	本体2,800円＋税

月刊―GEKKAN―

月刊 宮内修平 ―効率的な支台歯形成―		本体3,000円＋税
月刊 小嶋 壽 ―歯牙破折発見！―		本体3,000円＋税
月刊 近藤隆一 ―ホワイトニング・マジック―		本体3,000円＋税
月刊 阿部二郎 ―下顎総義歯吸着までの道のり―		本体3,000円＋税
月刊 南 清和 ―審美歯科修復への誘い―		本体3,000円＋税
月刊 内山 茂 ―ケア型医療・診療室発―		本体3,000円＋税
月刊 吉田秀人 ―ポジティブ3K パーシャルをめざして―		本体3,000円＋税
月刊 宅重豊彦 ―進化する3Mix-MP法―		本体3,000円＋税
月刊 林 揚春 ―審美領域の抜歯即時埋入インプラント―		本体3,000円＋税
月刊 日髙豊彦 ―メタルフリー自由自在―		本体3,000円＋税
月刊 塩田博文 ―義歯作りの"いろはに方程式"―		本体3,000円＋税
月刊 中沢勝宏 ―顎関節症 治療するときしないとき―		本体3,000円＋税

月刊 柳澤宗光	―「ムーシールド」による反対咬合の早期初期治療―	本体3,000円＋税
月刊 上濱　正	―有床義歯治療の新たなるプロトコール―	本体3,000円＋税
月刊 丸森英史	―team MARUMORI発 医院で取り組むブラッシング指導―	本体3,000円＋税
月刊 北島　一	― Balance in Periodontics ―	本体3,000円＋税
月刊 下地　勲	―歯はここまで残せる　セカンドオピニオンの実践―	本体3,000円＋税
月刊 木村洋子	―私を魅了したオールオンフォー臨床―	本体3,000円＋税
月刊 生田図南	―天草発　生田式歯科医療のススメ―	本体3,000円＋税
月刊 諸星裕夫	―接着臨床による歯根破折からの生還―	本体3,000円＋税
月刊 林　治幸	―矯正が可能にする包括的歯科治療―	本体3,000円＋税
月刊 木下径彦	―ヒアルロン酸が導く統合医療へ―	本体3,000円＋税
月刊 鈴木設矢	―床矯正治療の5 Essentials ―	本体3,000円＋税
月刊 吉野敏明	―口腔と全身のかかわりからみた未来ある歯科治療― 新刊	本体3,000円＋税

若手歯科医のための臨床の技50シリーズ

若手歯科医のための臨床の技50シリーズセット（全7冊、ケース入、著者メッセージ冊子付き）	本体30,800円＋税
口腔外科　外木守雄	本体4,400円＋税
保存修復　安田　登	本体4,400円＋税
歯周治療　谷口威夫	本体4,400円＋税
総義歯　村岡秀明	本体4,400円＋税
パーシャルデンチャー　渡辺隆史	本体4,400円＋税
クラウンブリッジ　行田克則	本体4,400円＋税
歯内療法　山田國晶	本体4,400円＋税

Dd 隣接医学シリーズ

糖尿病と歯科治療　野村慶雄	本体5,200円＋税
妊産婦と歯科治療　滝川雅之	本体5,200円＋税

よく・わかるシリーズ

よく・わかる　歯科用レーザー 120%活用術　青木　章／和泉雄一	本体3,400円＋税
よく・わかる　歯科医院を生かすお金のしくみ　宮原秀三郎	本体3,400円＋税
よく・わかる　歯科医院を生かすお金のやりくり　宮原秀三郎	本体3,600円＋税
よく・わかる　歯科用薬剤ガイド　日本歯科薬物療法学会	本体3,600円＋税

ドクタースタッフシリーズ

歯科医院でおこなう偶発症予防と救命処置　横山武志	本体3,800円＋税
チームで取り組む消毒・滅菌　塚本高久	本体4,000円＋税
「＋患者」のインプラントメインテナンス　吉野敏明／田中真喜 新刊	本体4,000円＋税

DH シリーズ

【DVD付】歯科衛生士さんのための口腔内撮影術　丸茂義二	本体9,000円＋税
【DVD付】歯科衛生士さんのためのブラッシング指導　丸森英史／相田百合	本体9,000円＋税
【DVD付】歯科衛生士さんのための症例でみるオーダーメードのPMTC　村上　充／村上恵子	本体9,000円＋税
【DVD付】歯科衛生士さんのための成功する定期健診のすすめ方　黒田昌彦／品田和美	本体9,000円＋税
【DVD付】歯科衛生士さんのためのシャープニング　新田　浩／茂木美保	本体9,000円＋税

チェアーサイドのガイドブックシリーズ

チェアーサイドの救急処置・蘇生法ガイドブック　伊東隆利	本体2,000円＋税

書名	著者	価格
チェアーサイドのインフェクションコントロールガイドブック	田口正博	本体2,500円＋税
チェアーサイドの照会状書いて返書読んでガイドブック	花井　康／柳澤繁孝	本体2,500円＋税
チェアーサイドのくすり拝見　病気確認ガイドブック	佐々木次郎／二宮佐好	本体2,500円＋税
チェアーサイドのまず臨床検査からガイドブック	井上　孝／松坂賢一	本体2,500円＋税
チェアーサイドのパントモグラフを視るガイドブック	佐々木次郎	本体2,500円＋税
チェアーサイドの口臭治療ガイドブック	本田俊一	本体2,800円＋税
チェアーサイドの薬のインフォームド・コンセントガイドブック	金子明寛	本体2,500円＋税
チェアーサイドの歯科とアレルギーガイドブック	海老原　全／松村光明／濱野英也	本体2,800円＋税
チェアーサイドの口腔内快速リペア法ガイドブック	福島正義／加藤一誠／橋本明彦／山田敏元	本体2,500円＋税
チェアーサイドの睡眠時無呼吸症候群ガイドブック	植野公雄／犬上　牧	本体2,800円＋税
チェアーサイドの消毒・滅菌ライフラインガイドブック	生田図南／井上秀人	本体2,800円＋税
チェアーサイドの最新機材活用ガイドブック	渡邊　久　ほか	本体2,800円＋税
チェアーサイドの禁煙支援ガイドブック	渡辺　勝／長山和枝	本体2,800円＋税
チェアーサイドの効くオーラルサプリガイドブック	王　宝禮	本体2,800円＋税
チェアーサイドの口腔カンジダ症ガイドブック	上川善昭	本体2,800円＋税
改訂　チェアーサイドの有病者歯科治療ガイドブック	熊本市歯科医師会　新刊	本体2,500円＋税

ポケットブックシリーズ

有病者歯科ポケットブック　全身疾患 VS 歯科治療	和気裕之／天笠光雄／渋谷　鑛／中久木康一	本体3,800円＋税
患者説明ポケットブック　述前述後	今井　洋	本体3,400円＋税
こんな事故が起こったらポケットブック　トラブル vs リカバリー	山口秀紀／辻本恭久／坪田有史／横尾　聡	本体3,800円＋税
歯科衛生士ポケットブック　OSARAI	蓮井義則／尾崎和美	本体3,200円＋税
歯科衛生士臨床ポケットブック　ASUNARO	蓮井義則／三木千津	本体3,200円＋税
歯科衛生士・アシスタントポケットブック　RU	蓮井義則／三木千津	本体2,600円＋税
歯科医院で働く女性のためのポケットブック	三木千津	本体3,400円＋税

デンタルダイヤモンド 増刊号

書名	著者	価格
予防歯科・成功への道	川口陽子／中村譲治／藤木省三	本体4,400円＋税
メタルフリー自由自在	高橋英登／島田和基／山本尚吾	本体4,400円＋税
臨床家のためのインプラント補綴	岩田健男／河津　寛／伊藤雄策／河原英雄／上村恭弘／山本美朗	本体4,400円＋税
安心・安全な高齢者診療—かかりつけ歯科医に必要な対応	鈴木　章／佐野晴男／伊東隆利	本体4,400円＋税
ペリオ　この疾患にこの治療法の新展開	鴨井久一／河田克之／岩田哲也／武内博朗	本体4,400円＋税
予防歯科　導入と展開のキーポイント	景山正登／髙橋正光／薮下雅樹／滝川雅之	本体4,400円＋税
備えて安心　チェアーサイドの主訴対応マニュアル	和気裕之／外木守雄／玉置勝司	本体4,400円＋税
メディカル・インタビュー—求められる言葉の医療行為	井上　孝／矢島安朝／大澤有輝	本体4,400円＋税
今日からはじめるPMTC—進化する歯科医院の作り方	宮崎真至／吉田秀人／山本達郎	本体4,400円＋税
審美修復　ここが知りたい Q46	千田　彰／三浦宏之／南　清和／塩野英昭	本体4,400円＋税
歯科医院のための感染対策実践ガイドライン	小森康雄	本体4,400円＋税
開業医のための失敗しないインプラント	小川洋一／古賀剛人／松田　哲	本体4,400円＋税
私の愛すべき道具たち	島田和基／秋本尚武／笠井俊一／葭田秀夫	本体4,400円＋税
そこが知りたい！日常臨床のテクニック Q&A	加藤正治　ほか	本体4,400円＋税
私のPD臨床—気鋭のケースプレゼンテーション	渡辺宣孝	本体4,400円＋税
始めて、学んで、MTM	髙橋正光／秤屋尚生／大野秀夫／市村賢二	本体4,400円＋税
臨床歯内療法	須田英明／興地隆史／五味博之／林　正規	本体4,800円＋税
臨床のアクシデント＆ピットホール　その対処と予防法	和気裕之／中川洋一／吉田秀人／貞光謙一郎	本体4,800円＋税
オールセラミックスの最前線	加藤正治／島田和基／松永興昌／南　清和	本体4,800円＋税
予後を考察する—長期観察症例からの検証	下野正基／染谷成一郎	本体4,800円＋税

書名	著者	価格
支台歯形成—次世代に向けて	宮内修平／貞光謙一郎／坪田有史／島田和基	本体4,800円＋税
総義歯難症例への対応 その理論と実際	加藤武彦／三木逸郎／田中五郎	本体4,800円＋税
よくわかる外傷歯	須田英明／井上美津子／杉山芳樹／都築民幸	本体4,800円＋税
開業医が診る口腔粘膜疾患—診断から対応まで	天笠光雄／草間幹夫／川辺良一	本体4,800円＋税
開業医のための安全・確実な抜歯術—その基礎と臨床	山根伸夫／森島　丘／古土井春吾	本体4,800円＋税
小児歯科は成育医療へ—今を知れば未来がわかる	吉田昊哲／嘉ノ海龍三／山﨑要一	本体4,800円＋税
開業医のための明快・咬合臨床	寺岡康利／龍田光弘	本体4,800円＋税
インプラント時代の歯周マネジメント	和泉雄一／申　基喆／二階堂雅彦／松井徳雄	本体4,800円＋税
超音波骨切削機器それぞれ	依田　泰／木津康博／萩原芳幸	本体4,800円＋税
患者に喜ばれるパーシャルデンチャー	五十嵐順正／岡崎定司／馬場一美／谷田部　優	本体4,800円＋税
オーラルマネジメントに取り組もう	岸本裕充／菊谷　武／永長周一郎／中里義博／太田博見	本体4,800円＋税
歯の長期保存の臨床	下地　勲／千葉英史	本体4,800円＋税
ライフステージと歯内療法	興地隆史／石井信之／井澤常泰／木ノ本喜史	本体4,800円＋税
ここまで進化したメタルフリー修復＆補綴臨床	坪田有史／島田和基／山本雄嗣	本体4,800円＋税
歯科の痛みを見極める—診断・治療50のQA	和嶋浩一	本体5,000円＋税
口から食べるストラテジー　【新刊】	菅　武雄／柿木保明／大渡凡人／須田牧夫／守口憲三	本体5,000円＋税
臨床力アップにつながる 歯の破折の診断と処置　【新刊】	北村和夫／貞光謙一郎	本体5,000円＋税
歯周病治療の臨床　【新刊】	飯野文彦／大八木孝昌	本体5,000円＋税
コンポジットレジン修復のベーシック＆トレンド　【最新刊】	宮崎真至	本体5,000円＋税

デンタルダイヤモンド 別冊

書名	著者	価格
THE 自由診療	稲岡　勲	本体3,700円＋税
変える？ 変わる？ 歯科医院経営	樋口貴敏	本体3,700円＋税
ドクター スタッフ 活き活き歯科医院経営術	和仁達也／福重真佐子	本体3,700円＋税
歯科医院経営悪化の壁—患者が医院を変えるとき—	門田　亮／稲岡　勲	本体3,700円＋税
自分でできる歯科医院経営チェック	宮原秀三郎	本体3,700円＋税
歯科医院経営　輝きのあるオフィスを求めて	高橋英登	本体3,700円＋税
医事紛争 こうすれば防げる？ 傾向と対策	菅野耕毅／金田英一／助村大作／北村　一	本体4,000円＋税
自費攻略　TCのいる歯科医院	稲岡　勲／角田祥子／諸井英徳／康本征史	本体4,000円＋税
改装がもたらす経営攻略の秘訣	矢根克浩	本体4,000円＋税
歯科医院経営を支える生損保活用術	後田　亨／門田　亮／諸井英徳	本体4,000円＋税
歯科医院で実践！スタッフ教育マネジメント	澤泉千加良／成富健剛	本体4,000円＋税
100年続く歯科医院	橋本　守	本体4,000円＋税
人もお金もついてくる歯科医院の経営判断	渡辺　博	本体4,200円＋税
THE 自由診療2 自費率3割への挑戦　【新刊】	康本征史	本体4,200円＋税

DHstyle 増刊号

書名	著者	価格
DHがつくる"和"の世界—患者さんに安心とリラクゼーションを提供するために—	近藤隆一	本体2,800円＋税
スカンジナビアン スタイル 口腔メインテナンス	関野　愉／佐藤謙次郎／星野由香里	本体2,800円＋税
歯周1st—ペリオ治療の疑問をスピード解決！—	金子　至／三辺正人／吉野敏明／渡辺隆史	本体2,800円＋税
歯科衛生士のX線読影力!!	橋本光二／三辺正人／貞光謙一郎	本体3,000円＋税
育もう！歯周病検査力	小西昭彦／新田　浩／牧野　明／茂木美保	本体3,000円＋税
子どものお口のスペシャリストになろう	奥　猛志／田中英一／早﨑治明	本体3,000円＋税
口腔内の病変・異常に気づく観察眼を養おう	川辺良一／堀元隆司／吉田直人	本体3,000円＋税
シニア世代のお口を守り健康長寿に導くプロをめざそう　【新刊】	戸原　玄	本体3,200円＋税

デンタルダイヤモンド MOOK

書名	著者	価格
歯科用レーザー臨床まるごと大事典	渡邊 久／西山俊夫／津田忠政	本体5,800円＋税
磨け！DH　輝け！歯科医院	河野正清／渡辺隆史／吉田秀人	本体6,500円＋税
インプラント治療を成功に導くチームアプローチ	依田 泰／金田祐子	本体8,000円＋税

医事・経営・その他

安心開業ハンドブック	橋本 守	本体2,600円＋税
歯科診療収入アップモデル	橋本 守	本体3,600円＋税
ちょっと待った！その歯科開業　[新刊]	橋本 守	本体2,500円＋税
教科書にはない、歯科医院経営の話	種市良厚	本体2,800円＋税
学校で教えない、歯科経営と人間業	種市良厚	本体3,000円＋税
【CD-ROM】すぐに使える！歯がらみ文例くん	今井 洋／樋口貴敏	本体14,000円＋税
"紹介状"書きましょう	篠崎文彦	本体3,800円＋税
歯科医院経営のリスクファクター	稲岡 勲／今村 正／金田英一	本体3,800円＋税
ドクターをお金の悩みから解放する　キャッシュフロー経営って？	原 正幸／和仁達也	本体4,000円＋税
行列のできる歯科医院	稲岡 勲／生田図南／小林祐之／藤井佳朗／高橋伸治	本体3,800円＋税
行列のできる歯科医院2	稲岡 勲／渡辺隆史／熊坂 覚／康本征史／寄田幸司	本体4,000円＋税
行列のできる歯科医院3	稲岡 勲／水野史之／森 昭／諸井英徳／蓮井義則	本体4,000円＋税
行列のできる歯科医院4―女性院長奮闘編―	稲岡 勲／田中希代子／濱 昌代　ほか	本体4,000円＋税
行列のできる歯科医院5　歯科医院　引き寄せの法則	星 剛史／鶴田幸久	本体4,000円＋税
行列のできる歯科医院6　繁盛のヒミツ　[新刊]	澤泉千加良	本体4,000円＋税
歯科医院地域一番実践プロジェクト	岩渕龍正	本体4,300円＋税
予防歯科の採算フロー	河野正清	本体5,400円＋税
私小説風　歯科衛生士 WANTED	成田信一	本体3,600円＋税
歯科医師にファイナンシャルプランナー	三田マネジメントサービス編	本体3,600円＋税
歯科医院経営　困ったときの答えは一つ！	千田利幸	本体4,000円＋税
「いいかげん」が好い加減	高橋伸治	本体2,000円＋税
開業するとき　してから　で・増改築	福重真佐子／塚本高久	本体3,800円＋税
あなたの歯科医院が変わる　100のヒント	塚本高久	本体3,400円＋税
あなたの歯科医院が変わる　100のヒント　Part2	塚本高久	本体3,400円＋税
ビジョナリークリニックって？	丹羽浩之	本体3,200円＋税
吉永勉の院長心得51ヶ条	吉永 勉	本体3,600円＋税
ゼネラルデンタルカタログ2013	ゼネラルデンタルカタログ2013編集委員会	本体8,000円＋税
私の作法①〜原稿・講演・勉強〜	村岡秀明	本体3,600円＋税
私の作法②〜患者対応・待合室・ミーティング〜	村岡秀明	本体3,000円＋税
Dr. 村松のデンタル マネジメント クリニック	村松達夫	本体3,600円＋税
ヘルスケア型診療室「ワイエイ」10年のなぜ？	足本 敦	本体3,400円＋税
歯科医院経営　起死回生「6つの物語」	福田英一	本体3,600円＋税
歯科医院経営　労務の起死回生　[新刊]	福田英一／福田真由美	本体3,200円＋税
QA110番 歯科医院［経営・税務・法律］のソリューション	門田 亮／今村 正／金田英一	本体4,000円＋税
デンタル・プレゼンテーション　[新刊]	内山 茂	本体4,200円＋税

社会保険

【CD-ROM付】患者指導　手渡しくん NEXT	森岡俊介	本体8,000円＋税

スタッフ教育

はじめよう！ スタッフミーティング	砂盃　清	本体3,800円＋税
歯科医院スタッフ道～第一章～	岩渕龍正	本体2,000円＋税
歯科医院スタッフ道～第二章～	岩渕龍正	本体1,800円＋税
歯科医院スタッフ道～第三章～	岩渕龍正	本体2,000円＋税

待合室・患者指導用絵本

みてみて！あーん きれいな にゅうしの そだてかた	伊藤智恵／岡 由紀子／熊谷ふじ子／村松いづみ	本体2,500円＋税
いきいき生きる	新庄文明	本体1,800円＋税
かむ力 生きる力	斎藤　滋	本体2,500円＋税
【CD-ROM】治療説明 楽楽くん	今井　洋	本体16,000円＋税

デンタルDVDシリーズ

デンタルDVDシリーズ②　　患者説明・一般教育用
DVD　むし歯の新しい処置と予防（53分）　飯島洋一　　本体37,000円＋税
・むし歯ってどうしてできるの？—脱灰と再石灰化のはなし
・おうちでできるむし歯予防—脱灰をふせぐセルフケア
・むし歯のはじまり[脱灰]の処置—プロフェッショナルケア
・上手につかってむし歯予防—再石灰化をたすける物質

デンタルDVDシリーズ③
DVDで見る村岡秀明の総義歯臨床ポイント—印象採得から咬合採得まで（36分）　村岡秀明　　本体12,000円＋税

デンタルDVDシリーズ④
DVDで見る村岡秀明の総義歯咬合調整（45分）　村岡秀明　　本体12,000円＋税

デンタルDVDシリーズ⑤　　患者説明・一般教育用
タバコと歯周病（29分）　雫石　聰　　本体12,000円＋税

デンタルDVDシリーズ⑥
ペリオドンタル フラップ—フラップ手術 実践のテクニック（35分）　申　基喆　　本体12,000円＋税

デンタルDVDシリーズ⑦
最新顎関節症治療—見てわかる診査・診断 スプリント治療の実際（31分）　和嶋浩一　　本体12,000円＋税

デンタルDVDシリーズ⑧　　患者説明・一般教育用
きれいな乳歯の育て方（48分）　伊藤智恵／岡 由紀子／熊谷ふじ子／村松いづみ　　本体12,000円＋税

デンタルDVDシリーズ⑨　　患者説明・一般教育用
要介護高齢者の摂食・嚥下障害と口腔ケア（83分）　野村修一／植田耕一郎　　本体36,000円＋税
・病態とアプローチの基本
・リハビリテーションと口腔ケアの基礎的訓練
・口腔ケアの実際と接し方

デンタルDVDシリーズ⑩
初めてのインプラント—インプラント導入の注意点と術後管理（48分）　小宮山彌太郎　　本体19,000円＋税

デンタルDVDシリーズ⑪
デンタルマイクロスコープ—精緻な診療のために（49分）　恵比須繁之／木ノ本喜史　　本体12,000円＋税

デンタルDVDシリーズ⑫
スタッフミーティングのすすめ—みんな笑顔の歯科医院（67分）　砂盃　清　　本体12,000円＋税

デンタルDVDシリーズ⑬　　患者説明・一般教育用
ストップ歯周病！—手に入れよう全身の健康（25分）　吉江弘正／田井秀明　　本体12,000円＋税

デンタルDVDシリーズ⑭　　患者説明・一般教育用
ご存知ですか？ フッ化物の力—フッ化物の豆知識（52分）　飯島洋一　　本体12,000円＋税

デンタルDVDシリーズ⑮
デンタル スーチャリング―歯科縫合の基礎と独習法（59分）　申　基喆　　本体12,000円＋税

診療説明用リーフレット

DENTAL WHITENING　近藤隆一	1セット100冊入り	本体7,000円＋税
MOUTH GUARD　石上惠一	1セット100冊入り	本体7,000円＋税
歯科矯正　百瀬　保	1セット100冊入り	本体7,000円＋税
総義歯　村岡秀明	1セット100冊入り	本体7,000円＋税
インプラント　小宮山彌太郎	1セット100冊入り	本体7,000円＋税
歯の予防シリーズ　①6歳臼歯　三上直一郎	1セット100冊入り	本体7,000円＋税
歯の予防シリーズ　②新 歯周病　申　基喆	1セット100冊入り	本体7,000円＋税
歯の予防シリーズ　③タバコと歯周病　雫石　聰	1セット100冊入り	本体7,000円＋税
歯の予防シリーズ　④乳歯　伊藤智恵／岡 由紀子／熊谷ふじ子／村松いづみ	1セット100冊入り	本体7,000円＋税
歯の予防シリーズ　⑤定期健診　黒田昌彦	1セット100冊入り	本体7,000円＋税
歯の予防シリーズ　⑥バイオフィルムとPMTC　村上　充／村上惠子	1セット100冊入り	本体7,000円＋税
歯の予防シリーズ　⑦ブラッシング　丸森英史	1セット100冊入り	本体7,000円＋税
歯の予防シリーズ　⑧フッ化物　飯島洋一	1セット100冊入り	本体7,000円＋税
歯の予防シリーズ　⑨酸蝕歯　西村耕三　[新発売]	1セット100冊入り	本体7,000円＋税
歯の予防シリーズ　⑩スリーディーエス（3DS）　花田信弘　[新発売]	1セット100冊入り	本体7,000円＋税
安心の歯科治療　佐野晴男	組合せ1セット100冊入り（①②③④各25冊）	本体7,000円＋税
安心の歯科治療シリーズ　①妊娠中の歯科治療	1セット100冊入り	本体7,000円＋税
安心の歯科治療シリーズ　②肝臓病と歯科治療	1セット100冊入り	本体7,000円＋税
安心の歯科治療シリーズ　③糖尿病と歯科治療	1セット100冊入り	本体7,000円＋税
安心の歯科治療シリーズ　④循環器系疾患と歯科治療	1セット100冊入り	本体7,000円＋税
納得の歯科治療　和嶋浩一	組合せ1セット100冊入り（①②③④各25冊）	本体7,000円＋税
納得の歯科治療シリーズ　①抜歯	1セット100冊入り	本体7,000円＋税
納得の歯科治療シリーズ　②口腔粘膜疾患	1セット100冊入り	本体7,000円＋税
納得の歯科治療シリーズ　③顎関節症	1セット100冊入り	本体7,000円＋税
納得の歯科治療シリーズ　④歯科医院で行う小手術	1セット100冊入り	本体7,000円＋税
いきいきシニアの歯科治療	組合せ1セット100冊入り（①②③④各25冊）	本体7,000円＋税
いきいきシニアの歯科治療シリーズ　①ドライマウス　斎藤一郎	1セット100冊入り	本体7,000円＋税
いきいきシニアの歯科治療シリーズ　②正しい義歯のケア　水口俊介	1セット100冊入り	本体7,000円＋税
いきいきシニアの歯科治療シリーズ　③誤嚥性肺炎　植田耕一郎	1セット100冊入り	本体7,000円＋税
いきいきシニアの歯科治療シリーズ　④義歯の適合　村田比呂司	1セット100冊入り	本体7,000円＋税

最新情報満載のメルマガ会員大募集!!
最新情報満載のDD社メールマガジンを受け取りましょう！

デンタルダイヤモンド社ではメルマガ会員を募集しています。最新の情報を毎月1〜2回確実に
ご案内しています。弊社ホームページからメールマガジンをご登録ください。

→ http://www.dental-diamond.co.jp/

携帯電話からも登録が可能です。QRコードを読み取りアクセスしてください。
読み取れない方は上記アドレスを直接ご入力ください。

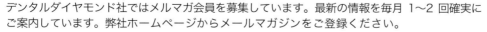

デンタルダイヤモンド社　〒113-0033　東京都文京区本郷3丁目2番15号
TEL 03-6801-5810(代) / FAX 03-6801-5009

● 編集委員略歴

宮崎真至（みやざき まさし）

1987年	日本大学歯学部卒業
1991年	日本大学大学院修了、歯学博士
1991年	日本大学助手（歯学部保存学教室修復学講座）
1994年	米国インディアナ州立大学歯学部留学（2年間）
2003年	日本大学講師（歯学部保存学教室修復学講座）
2005年	日本大学教授（歯学部保存学教室修復学講座）
2014年	日本大学歯学部付属歯科病院病院長

日本歯科保存学会理事
日本接着歯学会常任理事
日本歯科審美学会常任理事
日本歯科理工学会理事
LDA（Leading Dentists Association）常任理事

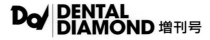

コンポジットレジン修復のベーシック＆トレンド
診査・診断からメインテナンスまで

発 行 日──2015年7月1日　通巻第588号
編集委員──宮崎真至
発 行 人──湯山幸寿
発 行 所──株式会社デンタルダイヤモンド社
　　　　　　〒113-0033
　　　　　　東京都文京区本郷3-2-15　新興ビル
　　　　　　TEL　03-6801-5810 ㈹
　　　　　　http://www.dental-diamond.co.jp/
　　　　　　振替口座　00160-3-10768
印 刷 所──株式会社エス・ケイ・ジェイ

・本書の複製権・翻訳権・上映権・譲渡権・公衆送信権（送信可能化権を含む）は㈱デンタルダイヤモンド社が保有します。
・<JCOPY>㈳出版者著作権管理機構　委託出版物>
　本書の無断複写は著作権法上での例外を除き禁じられています。複写される場合は、そのつど事前に、㈳出版者著作権管理機構（電話 03-3513-6969、FAX 03-3513-6979、e-mail：info@jcopy.or.jp）の許諾を得てください。